ÉTUDE
SUR LES ANOMALIES
DE LA
DENT DE SAGESSE
INFÉRIEURE

PAR

BERNARD S. ARNULPHY,
Docteur en médecine de la Faculté de Paris.

PARIS
V. ADRIEN DELAHAYE ET C°, LIBRAIRES-ÉDITEURS
Place de l'École-de-Médecine.

1876

ÉTUDE

SUR LES

ANOMALIES DE LA DENT DE SAGESSE

INFÉRIEURE

AVANT-PROPOS.

Le sujet que nous soumettons ici au jugement de nos maîtres n'est pas celui que nous nous proposions primitivement d'aborder. Nous avions longtemps caressé l'idée de nous livrer à une étude approfondie du maxillaire inférieur, en comparant cet os suivant toutes ses dimensions, mesurées avec soin sur des milliers d'individus, entre les diverses races humaines. Les riches collections du Muséum d'histoire naturelle et de l'Institut d'Anthropologie nous offraient à cet égard des trésors que nous nous faisions une fête de mettre à contribution, et de l'étude patiente et attentive desquels nous pouvions espérer retirer quelques formules nouvelles, et d'intéressantes considérations ethnologiques.

Le temps et les circonstances favorables nous ont manqué; contraint pour le moment de renoncer à ce plan, nous nous plaisons toutefois à croire qu'il nous sera donné d'y revenir plus tard, et ce qui nous console, avec plus de fruit peut-être.

D'autre part des documents inattendus sur le système dentaire étant tombés entre nos mains, nous commençâmes à faire quelques recherches dans ce sens, soutenu, nous devons l'avouer, dans cette tâche, par l'étroite connexion anatomique et la triple solidarité embryogénique, physiologique et pathologique qui unissent le maxillaire délaissé à regret, aux organes qui y sont implantés.

Ceci peut paraître puéril ; mais c'est notre histoire de tous les jours. N'est-ce pas sur des incidents insignifiants en eux-mêmes, sur des considérations tout aussi futiles que reposent la plupart de nos déterminations grandes ou petites ?

Une fois engagée dans cette voie, notre attention ne pouvait manquer d'être arrêtée en route par quelque point saillant et digne d'être examiné de près. Ce qui nous frappa naturellement tout d'abord, c'est le contraste remarquable et si connu qui existe entre l'éruption parfaitement ordonnée, régulière et indolente des dents permanentes en général, et l'apparition tardive, lente, variable, si souvent douloureuse et entourée de dangers de la troisième molaire baptisée du nom de dent de sagesse.

C'est en essayant de nous rendre compte des irrégularités et des bizarreries sans nombre qui semblent présider à l'accomplissement de ce dernier terme de la longue et complexe opération de la nature connue sous le nom de dentition, que nous remarquâmes que les accidents qui accompagnent l'éruption des dents de sagesse doivent être presque toujours attribués non pas au fait même de l'éruption, mais à une modalité vicieuse de la dent, à ses anomalies en un mot. A ce titre l'étude des anomalies de la dent de sagesse nous a paru offrir un véritable intérêt, et dès lors nous n'avons plus hésité à la choisir pour sujet de notre thèse inaugurale.

Pour les dents comme pour tous nos organes considérés sous les divers points de vue de leur forme, leur volume, leur nombre, leur structure, etc., il y a un état type qui est regardé comme normal, physiologique. On est convenu d'appeler ano malie, toute déviation de ce type.

« Le caractère général de ces anomalies, c'est qu'elles représentent toujours des accidents de l'évolution » (1). Elles sont le résultat de perturbations qui atteignent l'organe dentaire à sa naissance ou pendant son développement, de sorte qu'elles rentrent dans le domaine de la tératologie. La dent arrive à son état adulte pourvue d'une façon définitive de ses caractères anormaux, qui restent dès lors permanents et indélébiles.

Amené ainsi à étudier les deviations du type dentaire dans sa vie embryonnaire, nous devrons forcément pour l'intelligence du sujet, parler assez longuement du développement normal des dents. Ce n'est qu'après avoir recueilli en chemin toutes les données que nous fournira cette étude embryogénique, que nous pourrons aborder avec fruit la question des anomalies considérées en elles-mêmes et isolément, pour en faire ressortir toutes les conséquences au point de vue pathologique.

La pathologie fort intéressante de ces organes a donné lieu à un grand nombre de publications qui ont eu presque toutes pour unique but de mettre au jour une ou plusieurs observations remarquables d'accidents de leur éruption ou de leurs lésions.

On chercherait en vain un traité assez complet sur cette ma-

(1). Magitot. Etudes sur les anomalies du système dentaire chez les mammifères. Premières recherches, considérations générales, in *Journ. d'anat. et de physiol.*, de Ch. Robin, t. X. 1874.

tière. Nous n'avons pas la prétention de venir combler cette lacune.

Une telle entreprise exigerait des connaissances plus étendues que celles dont nous disposons et dépasserait en quelque sorte nos attributions ; aussi nous sommes-nous borné à l'étude d'un des points de la question.

D'ailleurs la pensée dominante de ce travail peut se résumer en ces deux propositions :

1° Expliquer la production des anomalies auxquelles sont sujettes les dents de sagesse par des vices de développement, en suivant pas à pas et de front, l'influence des aberrations de celui-ci sur l'apparition de celle-là ;

2° Rattacher à ces anomalies les accidents causés par les dents de sagesse.

Quant à l'étude des anamolies en elles-mêmes, qui occupe une place importante dans l'ensemble de ce travail, elle n'est qu'une conséquence de ces prémisses.

Voici le plan que nous avons adopté :

Dans un premier chapitre nous dirons quelques mots des anomalies en général, nous donnerons leur classification, leur ordre de fréquence.

Dans le chapitre 2, nous exposerons le développement normal de la dent embryonnaire, en ayant soin d'indiquer à côté de chacune des phases de ce développement, les anomalies qui s'y rapportent et par quel mécanisme elles se produisent.

Dans le chapitre 3, nous étudierons les anomalies prises chacune isolément, avec leurs variétés, et les conséquences pathologiques qui se rattachent spécialement à chacune d'elles.

Dans le chapitre 4, nous traiterons sommairement des accidents de dent de sagesse en général, et de leur traitement.

On remarquera sans doute que nous ne relatons ici aucune observation en détail. Telle n'était pas notre intention au début;

mais voulant d'une part conserver à cette étude le caractère de généralité qu'elle comporte sans lui donner une étendue exagérée, et désireux d'ailleurs de montrer que les considérations auxquelles nous nous livrons, reposent sur l'interprétation de faits bien observés, nous avons eu soin, outre l'indice bibliographique que l'on tronvera à la fin de ces pages, d'indiquer, pour les données de quelque importance , la désignation exacte de l'ouvrage où nous avons trouvé les observations y afférentes.

CHAPITRE PREMIER.

CONSIDÉRATIONS GÉNÉRALES SUR LES ANOMALIES DU SYSTÈME DENTAIRE ET PLUS PARTICULIÈREMENT DE LA DENT DE SAGESSE INFÉRIEURE.

L'histoire des anomalies du système dentaire a été commencée à des époques déjà éloignées de nous. Comme auteurs ayant écrit, incidemment il est vrai, sur ce sujet, nous devons citer Hunter, Meckel.

Plus tard les travaux d'Isidore et Étienne-Geoffroy-Saint-Hilaire, de Blandin, ont apporté des données nouvelles à cette intéressante étude. Toutefois la science ne fut pas encore fixée sur ce point, ce qui ne doit pas paraître étonnant pour cette époque où la plus grande obscurité régnait encore sur le développement des dents.

C'est en effet lorsque celui-ci a commencé à être connu par les travaux de Kolliker, Kollmann, Lent, Waldeyer, Natalis Guillot, Robin, Magitot et Legros que l'étude de ces anomalies est entrée dans une voie scientifique. Tomes et Wedl lui ont consacré dans leurs ouvrages une place importante. Mais l'honneur d'un traité spécial sur ce sujet revient à M. Magitot qui vient de publier son travail par fragments dans les divers journaux ou recueils de médecine (1).

Cet auteur appliquant au système dentaire les lois que I. Geoffroy-Saint-Hilaire avait introduites dans la tératologie générale a le premier donné de ses anomalies une classification satisfaisante, résumée quant à ses principaux traits dans le tableau que nous croyons utile de placer ici.

(1) Etudes sur les anomalies du système dentaire chez les mammifères, in *Journ. d'anat.*, de Ch. Robin, 1874 et 1875. — *Arch. de tocologie*, 1875.

Anomalies du système dentaire.

1° Anomalies de genèse	Anomalies de	*nombre.* *siége.*
2° Anomalies de nutrition	Anomalies de	*forme.* *volume.* *structure.* *nutrition (odontomes, kystes).*
3° Anomalies de développement ou d'évolution	Anomalies de	*éruption.* *direction.* *disposition.*

Étudiant ensuite la répartition proportionnelle de ces diverses anomalies, il a été conduit à donner les chiffres suivants :

Sur 2,000 cas il y a :

Anomalies	de nombre.	440
—	de direction.	381
—	de disposition.	244
—	de nutrition.	208
—	de siége.	192
—	de structure.	168
—	de développement (éruption).	154
—	de volume.	120
—	de forme.	92
		2000

Mais toutes ces données s'adressent à l'ensemble du système dentaire. Si nous voulions les appliquer au cas spécial de la dent de sagesse, nous ne les trouverions pas parfaitement exactes. La raison de ce fait c'est que cette dent se développe dans des conditions tout à fait différentes de celles qui accompagnent la production de ses congénères, conditions relatives surtout à l'âge et au siége.

La classification précédente faite à un point de vue général, peut s'appliquer parfaitement à un cas particulier, et nous l'adopterons dans son ensemble.

Nous ferons remarquer toutefois que la dent de sagesse inférieure en raison des conditions spéciales qui président à son développement échappe à certaines espèces d'anomalies. ou ne les subit que très-rarement. Nous aurons soin d'ailleurs de mentionner ces particularités dans l'étude de chaque genre d'anomalies.

Les considérations statistiques établies par les chiffres précédents à propos de l'ensemble des anomalies de tout le système dentaire ne sont plus vraies appliquées isolément à la dent de sagesse. Nous n'avons trouvé là-dessus aucune donnée, et nous ne pouvons en fournir personnellement de satisfaisantes. Toutefois nous exposerons le fruit de nos observations, malheureusement trop restreintes, et l'opinion à laquelle nous nous sommes arrêté par la lecture des auteurs.

Les anomalies nous paraissent affecter la dent de sagesse inférieure d'après l'ordre de fréquence suivant : anomalies d'*éruption*, de *disposition*, de *direction*, de *forme*, de *volume*, de *nombre*, de *structure*, de *siége* et de *nutrition*.

Si maintenant nous voulions les classer au point de vue de la fréquence de leurs accidents, nous serions forcé de bien modifier cette série. C'est qu'en effet, quelques-unes d'entre elles, même des plus fréquentes n'amènent que peu ou point de désordres. Celles qui par leurs conséquences pathologiques méritent d'être placées en première ligne, sont les anomalies de direction. Ce sont à peu près les seules qu'on ait étudiées à ce point de vue jusqu'à présent.

Nous pourrions encore placer ici diverses considérations sur les anomalies prises dans leur ensemble, mais nous préférons les réserver pour l'étude spéciale de chacune d'elles, ce qui les mettra davantage en relief.

CHAPITRE II.

DÉVELOPPEMENT ET ANATOMIE DE LA DENT DE SAGESSE.

On conçoit combien dans cette étude, et surtout pour ce qui regarde le développement, il serait difficile de faire l'histoire isolée d'une dent. A un point de vue aussi général, il est peu de faits qui s'appliquant à une dent, ne puissent s'appliquer à toutes les autres. Aussi esquisserons-nous le plus brièvement possible l'évolution de ces organes en général, en ayant soin de faire ressortir les particularités qui ont trait à celui d'entre eux qui nous occupe exclusivement.

Le développement de l'organe dentaire comprend plusieurs phases que l'on peut ainsi classer :

Origine et formation du follicule ;

Formation des tissus dentaires ;

Accroissement et passage de la dent à l'état adulte, et définitif.

§ Ier. *Origine et formation du follicule dentaire.*

A une époque de la vie intra-utérine, variable pour chaque dent, la couche épithéliale tégumentaire de la bouche (*bourrelet, lame épithéliale*) émet un bourgeonnement qui s'enfonce dans le tissu embryonnaire des arcs maxillaires représentant alors les mâchoires. Ce prolongement auquel on a donné le nom de *cordon épithélial* se renfle légèrement à son extrémité libre, en une sorte de bourgeon sphérique qui répond par son pôle supérieur ou superficiel à l'insertion du cordon, et par son pôle opposé au fond de la mâchoire. Cette masse terminale va constituer l'*organe de l'émail* On le voit alors se creuser à son pôle inférieur et prendre la forme d'un capuchon dont l'ouverture regarde la profondeur des mâchoires, tandis que par le pôle opposé elle continue à rester appendue à l'extrémité du cordon.

En même temps apparaît au sein des mâchoires un nouvel organe : le *bulbe dentaire*. Représenté d'abord par un point opaque, celui-ci prend rapidement une forme saillante, et s'enfonce dans la dépression correspondante de l'organe de l'émail, sans qu'il existe aucune continuité de tissu entre ces deux organes, qui sont d'ailleurs de nature différente : l'organe de l'émail étant entièrement constitué par des éléments épithéliaux, et le bulbe par des éléments embryoplastiques.

Mais à mesure qu'il se développe, l'organe adamantin se creuse de plus en plus, jusqu'à ce que les bords de son ouverture embrassent la base du bulbe; celui-ci se trouve donc, sauf sur ce point, complètement enveloppé par le capuchon épithélial.

Alors tout autour de la base du bulbe on voit se détacher une collerette membraniforme, qui s'étend progressivement en suivant le contour extérieur de l'organe de l'émail, de manière à former autour de celui-ci un sac à ouverture supérieure, étreignant la terminaison du cordon épithélial.

C'est la *membrane folliculaire*, qui de nature embryoplastique d'abord, devient bientôt lamineuse et distincte des tissus ambiants.

Bientôt le cordon étranglé à son insertion sur l'organe de

l'émail par l'ouverture du plus en plus petite du sac folliculaire, éprouve en cet endroit une interruption et perd toute connexion avec l'organe de l'émail qui demeure ainsi isolé. L'ouverture du sac ne tarde pas à se fermer, et alors le follicule se trouve constitué. La membrane folliculaire le sépare en partie du tissu ambiant, avec lequel il ne reste uni que par le pédicule du bulbe.

Telle est d'une façon générale l'origine et la formation d'un follicule dentaire. Ce petit organe complexe se trouve alors composé de dehors en dedans :

1° Du sac folliculaire ;

2° De l'organe de l'émail ;

3° Du bulbe.

La première de ces parties ne fait, pendant, la période folliculaire, que jouer le rôle d'enveloppe ; la seconde va produire l'émail ; la troisième, qui représente la pulpe, présidera à la formation de l'ivoire.

Il n'entre pas d'autres éléments dans la constitution du follicule humain.

Si nous ne parlons pas ici du cément, c'est qu'il n'est pas représenté à la période folliculaire. Comme nous le verrons d'ailleurs il ne se développe que plus tard, au moment de l'éruption, aux dépens du périoste alvéolo-dentaire.

Chez certains mammifères, les herbivores notamment, le follicule contient de plus que chez l'homme, un organe spécial du cément, excentrique à celui de l'émail. De sorte qu'à l'état adulte, la couronne dentaire sera recouverte d'une couche de cément (cément coronaire).

Cette phase du développement de l'organe dentaire pourrait nous offrir quelques particularités si nous voulions l'étudier isolément pour chaque dent. Ainsi à ne prendre que ce qui a trait au cordon épithélial, les 20 dents de lait naissent chacune aux dépens d'un cordon venu directement de la muqueuse buccale, tandis que les dents permanentes qui les remplacent prennent naissance par un diverticulum des cordons des dents de lait correspondantes. Nous pourrions signaler bien d'autres détails, mais pour nous renfermer dans le cadre de notre sujet nous n'allons nous occuper que des particularités qni, dans cette période de l'évolution dentaire touchent directement ou de près les dents de sagesse inférieures. Toutefois, pour donner un aperçu de ce qui concerne en particulier chaque dent nous plaçons ici le tableau suivant, destiné à remédier en même temps à l'insuffisance préméditée de nos indications à cet égard. (V. p. 17.)

Il est emprunté à l'ouvrage de M. Magitot.

Les trois grosses molaires permanentes naissent d'un seul cordon épithélial et voici de quelle façon :

Lorsque l'embryon humain a 20 centimètres de longueur, soit vers la dix-septième semaine, apparaît le cordon épithélial de la première molaire.

Il prend directement son origine à la couche de Malpighi de la muqueuse buccale et pénètre verticalement au sein du tissu embryonnaire qui remplit la gouttière maxillaire, en arrière de la grosse molaire de lait, et par conséquent, dans une région qui n'a encore été occupée par aucun follicule antérieur. Comme celui de toutes les autres dents permanentes, il a une longueur relativement considérable (2 cent.) et décrit de nombreuses sinuosités qui le font ressembler au conduit spiroïde des glandes sudoripares. Son extrémité renflée prend rigoureusement, dans la gouttière maxillaire non encore cloisonnée, la place qne doit occuper la dent future. Les phénomènes ultérieurs de la formation du follicule corespondant n'ont rien de spécial.

L'évolution de la deuxième molaire permanente ne commence

TABLEAU SYNOPTIQUE

DE L'ÉVOLUTION DES DENTS TEMPORAIRES ET PERMANENTES.

DÉSIGNATION DES FOLLICULES	LIEU DE LA GENÈSE DU CORDON ÉPITHÉLIAL	DÉBUT DE L'ORGANE DE L'ÉMAIL	APPARITION DU BULBE	APPARITION DE LA PAROI FOLLICULAIRE	CLOTURE DU FOLLICULE ET RUPTURE DU CORDON	APPARITION DU CHAPEAU DE DENTINE	ÉPOQUE D'ÉRUPITON DE LA DENT	ÉPOQUE DE LA CHUTE SPONTANÉE.
A. DENTITION TEMPORAIRE CHEZ L'HOMME.								
Incisives centrales inférieures. . . .	. . .	. . .	. . .	. . .	. . .	. . .	6e mois.	7e année
— supérieures. . .	. . .	. . .	. . .	. . .	. . .	. . .	10e mois.	7 ans 1/2
Incisives latérales inférieures. . . .	. . .	. . .	. . .	. . .	. . .	16e sem.	16e mois.	8e année
— supérieures. . .						. . .	20e mois.	
Canines inférieur.	lame épithéliale	de la 7e à la 8e sem.	9e sem.	10e sem.	commencement du 4e mois.	. . .	du 30e au 32e mois.	12e ann.
— supérieures. . .						. . .		
Premières molaires inférieures. . . .	. . .	. . .	. . .	. . .	. . .	. . .	24e mois.	10e ann.
— supérieures. . .	. . .	. . .	. . .	. . .	. . .	17e sem.	26e mois.	10 a. 1/2
Secondes molaires inférieures. . . .	. . .	. . .	. . .	. . .	. . .	. . .	28e mois.	11e ann.
— supérieures. . .	. . .	. . .	. . .	. . .	. . .	. . .	30e mois.	11 a. 1/2
B. DENTITION PERMANENTE CHEZ L'HOMME.								
Incisives centrales inférieures. . . .	Cordon des dents temporaires correspondantes.	. . .	. . .	. . .	. . .	. . .	7e année.	
— supérieures. . .		. . .	. . .	. . .	. . .	. . .		
Incisives latérales inférieures. . . .		. . .	. . .	. . .	. . .	. . .	8 ans 1/2	
— supérieures. . .		. . .	. . .	. . .	. . .	. . .		
Canines inférieures		. . .	. . .	. . .	. . .	. . .	de 11 à 12 ans.	
— supérieures. . .		. . .	. . .	. . .	. . .	. . .		
Premières pet. molaires inférieures.	Cordon des molaires tempores correspondantes.	Vers la 16e sem.	20e sem.	21e sem	9e mois.	1er mois de la naissan.	de 9 à 10 ans.	
— supérieures. . .								
Deuxièmes pet. molaires inférieur. .		. . .	. . .	. . .	. . .	. . .	11e année	
— supérieures. . .		. . .	. . .	. . .	. . .	. . .		
Premières molair. inférieures. . . . — supérieures. . .	lame épithéliale.	15e sem.	17e sem	18e sem	20e sem.	6e mois de la vie fœtale	de 5 à 6 a.	
Deuxièmes molair. inférieures. . . . — supérieures. . .	Cordon de la 1re molaire précédente	3e mois. après la naissanc.	6e mois.	10e mois	11e ann.	fin de la 3e année	de 12 à 13 ans.	
Troisièmes molair. inférieures. . . . — supérieures. . .	Cordon de la 2e molaire précédente	6e année	7e ann.	7e ann.	8 ans.	12 ans	de 18 à 25 ans.	

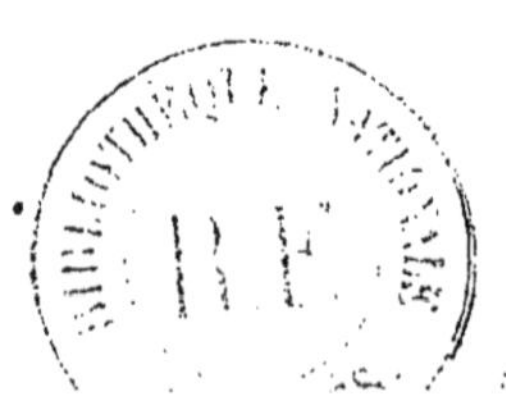

que vers le troisième mois après la naissance. A cette époque, le cordon encore adhérent de la première molaire, fournit un prolongement épithélial qui se dirige horizontalement en arrière dans la gouttière maxillaire, pour aller porter son bourgeon ou renflement terminal à la place que doit occuper la dent correspondante.

Enfin nous arrivons à la troisième molaire. Jusqu'à ces derniers temps l'existence du follicule de cette dent, ainsi que des deux précédentes, avait plutôt été admise *a priori* que réellement constatée.

Aussi le début de la genèse de la dent de sagesse était-il fixé au hasard et à des dates très-variables. Fox par exemple, le plaçait de 8 à 9 ans.

C'est à MM. Legros et Magitot que revient l'honneur d'avoir établi avec toute la rigueur scientifique désirable ce point d'anatomie embryogénique.

Vers la quatrième année, le cordon épithélial de la deuxième molaire, rompu dès la première année, et en voie de résorption, émet un bourgeonnement qui représente le début du follicule futur de la dent de sagesse. Ce bourgeonnement s'allonge et devient un cordon épithélial tertiaire. Il se dirige horizontalement en arrière dans la gouttière maxillaire, pour s'arrêter au point où doit commencer la formation folliculaire. Le lieu de cette formation est limité en avant par la cloison alvéolaire qui la sépare de la deuxième molaire et en arrière par la branche montante du maxillaire inférieur.

Le follicule de la dent de sagesse se développe donc dans un espace restreint, où il est emprisonné. Il est probable que c'est à l'insuffisance de place qu'est due la lenteur de sa formation. (V. le tableau.) Ainsi donc, les trois molaires permanentes naissent d'un seul cordon épithélial, chacune des deux dernières dérivant de celle qui la précède immédiatement, tandis que la première dérive directement de la muqueuse buccale.

La raison de ce fait que ces trois dents se montrent tardivement et successivement c'est qu'elles ne sauraient se développer sans que la substance osseuse des mâchoires leur fournisse, au fur et à mesure de son augmentation concomitante de volume, la place où elles doivent grandir.

A cette phase du développement de la dent qui nous occupe, se rapporte la formation des anomalies, dites pour cela, de genèse, et qui portent sur le *nombre* et le *siége.*

Comme nous l'avons vu, la dent de sagesse naît aux dépens d'un cordon épithélial venu de la molaire précédente. Que ce cordon vienne à manquer par absence de genèse, par destruction de celui que lui donne naissance (absence congénitale, ou destruction pathologique de la deuxième ou des deux premières molaires) ou qu'il ne se développe pas, il y aura conséquemment absence du germe primitif de la dent, et partant de celle-ci. Nous aurons une anomalie par *diminution numérique.*

Le cordon épithélial se résorbe après la clôture du follicule. Cette résorption se fait très-lentement, et pendant qu'elle s'effectue vers son extrémité libre, le cordon émet sur son trajet de petits renflements plus ou moins pédiculés qui n'ont pas une longue existence, et destinés à disparaître complètement. Si un de ces renflements, se trouvant dans des conditions ambiantes favorables (absence de compression, place suffisante) vient à se développer anormalement, comme sa structure est la même que celle des cordons des follicules normaux, il peut très bien donner lieu à la formation d'un follicule surnuméraire. Ainsi se trouverait constituée l'anomalie par *augmentation numérique.*

Cette explication fournie par Kollmann nous a paru la

mieux fondée. Aussi passerons-nous sous silence celle de Goodsir et autres observateurs.

Le mécanisme des anomalies de siége n'est pas moins simple et facile à saisir.

Le cordon folliculaire a une longueur relativement considérable, qui peut atteindre jusqu'à 2 centimètres. On conçoit que si la spire venait à se dérouler, son extrémité libre pourrait être portée fort loin de son siége normal. Or, à une époque où les dimensions du fœtus sont encore très-faibles, une migration folliculaire de quelques millimètres produira aisément à l'état adulte un écartement relativement considérable.

§ 2. *Formation des tissus dentaires.*

Une fois constitué, le follicule ne reste pas stationnaire. Il va subir des modifications qui ont pour but la formation des tissus dentaires définitifs. Ces modifications doivent être étudiées pour chaque partie du follicule : le bulbe, l'organe adamantin, le sac folliculaire.

1° *Bulbe dentaire. Formation de l'ivoire.* — Primitivement le bulbe est représenté par un bourgeon conoïde, formé d'après MM. Magitot et Robin d'une substance homogène parsemée de noyaux ovoïdes et de corps embryoplastiques. Son volume d'abord peu considérable s'accroît progressivement. Mais à mesure que le bulbe se développe, sa forme éprouve pour les molaires des changements assez notables. L'organe perd sa forme conoïde pour prendre la configuration de la dent future ; sa partie libre s'élargit et donne naissance sur sa circonférence à autant de saillies mamelonnées que la couronne de la dent doit avoir de tubercules. Cette même partie après avoir acquis un certain développement, cesse de s'accroître et s'amincit à sa base ; en même temps elle émet de ce point vers la profondeur des mâchoires, des prolongements en nombre égal à celui des racines que devra posséder la dent.

En même temps le bulbe subit des changements de structure.

C'est ainsi qu'à une époque voisine de la clôture du follicule, on constate dans son sein un grand nombre de fibres lamineuses, provenant de l'évolution des noyaux ovoïdes ou embryoplastiques, et dont la présence a pour effet de rendre sa consistance beaucoup plus ferme. Plus tard apparaissent dans ses prolongements radiculaires des vaisseaux et des nerfs, qui pénètrent peu à peu dans son épaisseur, sans arriver toutefois jusqu'à la superficie : ils ne dépassent pas une certaine couche amorphe, transparente, qui renferme une rangée de cellules spéciales auxquelles on a donné le nom de *cellules de l'ivoire*, parce qu'on leur fait jouer un rôle considérable dans la production de ce tissu. La partie de cette couche extérieure, située au-dessus des cellules de l'ivoire, est connue sous le nom de *membrane préformative*. (Rashkow).

Après ces modifications de forme, de volume et de structure, le bulbe est arrivé à son entier développement dans sa partie intrafolliculaire ou coronaire. Alors commence la formation de l'ivoire, qui accompagne de près la vascularisation. Diverses théories ont été émises sur le développement de ce tissu. Celle de Lent nous paraît reposer sur les faits les mieux observés, et d'ailleurs confirmés par beaucoup d'auteurs contemporains. La voici : les cellules de l'ivoire émettent par leur bout périphérique des prolongements immédiats qui sont les canalicules dentaires. Entre ces canalicules ramifiés et ne dépassant pas la membrane préformative, s'épanche aux dépens, soit des cellules de l'ivoire, soit des vaisseaux de la pulpe, un suc particulier semblable aux substances intercellulaires, et qui se pénètre presque aussitôt de sels calcaires. Ces phénomènes débutent au niveau des saillies mamelonnées du bulbe autour desquelles se forment comme des chapeaux de dentine qui les coiffent complètement. Par le progrès de cette formation, ces chapeaux se réunissent et se confondent par leur base, de façon à constituer une coque qui enveloppe entièrement le bulbe dans sa partie saillante.

Cette coque détermine la configuration de la couronne dentaire. Elle est la plus extérieure, et s'arrête au niveau de la naissance des prolongements radiculaires, au point qui doit plus tard figurer le collet. La formation de l'ivoire ne s'arrête pas là. Par une série de phénomènes analogues aux précédents, il se forme d'autres coques de dentine concentriques à la première, dont la stratification successive de la périphérie au centre se continuant longtemps encore après l'éruption des dents, finit par déterminer la compression et l'atrophie de la pulpe, en même temps que l'obstructiou plus ou moins complète de la cavité dentaire.

Les premières couches d'ivoire ne recouvrent que la partie coronaire du bulbe. Il n'en est pas de même des autres qui envahissent peu à peu les prolongements radiculaires au fur et à mesure que ceux-ci s'allongent,

Ainsi donc dans le développement de la substance éburnée on pourrait considérer deux périodes (Broca) : l'une marquée par la formation de la couronne, l'autre par celle de la racine.

3° *Organe de l'émail. Développement de l'émail.* — A la clôture du follicule dentaire, l'organe adamantin se compose de dehors en dedans : 1° d'une rangée de cellules épithéliales contiguës à la paroi folliculaire; 2° d'une couche de matière amorphe, molle, gélatineuse, qui résulterait d'une métamorphose de l'épithélium (Kolliker) et dans laquelle se trouvent clairsemés quelques noyaux embryoplastiques.

Une seconde phase du développement de l'émail coïncidant avec la naissance des cellules de l'ivoire, serait caractérisée par la formation dans la couche interne de l'organe adamantin de cellules spéciales, dites *cellules de l'émail*. Une fois formées, celles-ci sécréteraient un suc particulier qui s'étalerait à la surface de l'ivoire, pour donner naissance aux prismes de l'émail, et se calcifierait presque aussitôt.

Pendant que ces phénomènes se passent, l'épithélium externe, et toute la couche interne, sauf les cellules nouvelles, s'atrophient et disparaissent peu à peu, de sorte qu'à un moment donné, il ne reste plus que l'émail formé ou en voie de formation, et la rangée de cellules de l'émail, qui constituent la *cuticule*.

L'apparition du tissu adamantin est postérieure à la formation du premier chapeau de dentine, et a lieu comme celui-ci sur les saillies tuberculeuses du bulbe. Son développement se fait de la même façon que pour l'ivoire, avec la différence que la couche d'émail, une fois constituée, reste invariable. Elle forme à la couronne une enveloppe complète, qui se termine au collet.

3° *Paroi folliculaire. Organe du cément. Formation du cément.* — Le sac folliculaire jusqu'au moment de l'éruption n'est le siége d'aucun phénomène particulier. Depuis son origine cependant sa structure a varié. D'abord de nature lamineuse, cette membrane a pris tout à fait les caractères d'un tissu fibreux renfermant des vaisseaux et des nerfs.

Au moment de l'éruption par un phénomène qui se passe dans les racines, et qui consiste dans un accroissement progressif de celles-ci, la couronne se trouve repoussée hors de son alvéole; elle perce le sac follicullaire et la gencive dont elle émerge. Le sac folliculaire restant immobile il arrive que sa cavité est occupée alors par la racine; une fois la sortie de la couronne terminée, ce sac se fixe par son ouverture autour du collet, et constitue le périoste alvéolo-dentaire, aux dépens duquel va commencer la formation du cément.

Le cément, véritable tissu osseux, prend naissance d'après le mode des dépôts périostiques des os, autour des racines déjà revêtues de substance éburnée, au fur et à mesure de leur accroissement, et arche progressivement du collet vers l'extrémité radiculaire. Il commence à se produire au moment de l'éruption et ne se termine que lorsque les racines sont complètement développées, c'est-à-dire lorsque la couronne occupe sa place définitive sur l'arcade dentaire.

Ainsi se forment et se développent les tissus qui entrent dans la composition d'une dent. Rien de particulier sur ce point ne se rattache à la dent de sagesse, sauf pour ce qui a trait à l'époque où se passent ces phénomènes. Mais à cet égard, le tableau que nous avons donné plus haut nous renseigne suffisamment.

A cette phase du développement de l'organe dentaire se rattache la production de certaines anomalies, représentant des déviations dans la formation des tissus dentaires. Les conditions qui président à l'évolution régulière de ces derniers paraissent résider dans la régularité du grand acte de la nutrition. De sorte qu'au point de vue étiologique, on peut appeler anomalies de la nutrition celles dont nous rattachons la formation à la phase que nous venons de décrire et qui sont les anomalies

de forme ;
— volume ;
— structure ;
— nutrition proprement dite (odontomes, kystes).

La couronne de la dent est exactement modelée sur le bulbe du follicule ; si celui-ci est dévié de sa forme normale, la couronne le sera également.

Ordinairement pour la dent de sagesse inférieure, le bulbe est muni de quatre saillies ; il peut y avoir augmentation ou diminution de ce nombre et alors les mêmes caractères se retrouveront dans la couronne. En outre, ces saillies peuvent être plus ou moins proéminentes, ou séparées par des sillons plus ou moins profonds, toutes circonstances qui seront fidèlement reproduites par la couronne.

Les mêmes remarques s'appliquent aux changements de forme des racines. Celles-ci ne sont anormales que parce que les bourgeonnements radiculaires du bulbe ont été modifiés par suite de circonstances indéterminées, soit dans leur nombre, soit dans leur direction.

Le mécanisme des anomalies de volume n'est pas différent. Si le bulbe est augmenté ou diminué dans ses proportions, il en sera de même de la couronne. Sous quelles influences ces anomalies se produisent-elles dans le bulbe ? Il est probable qu'elles sont dues à des troubles de nutrition soit locaux, soit généraux, dépendant de diverses affections diathésiques : rachitis, syphilis héréditaire, qui passent pour diminuer le volume des dents et altérer leur forme. (Laffin, thèse de Paris, 1876.) Ce qui nous confirme dans cette idée, c'est que précisément la dent de sagesse qui est la plus exposée à des troubles locaux de nutrition, provenant des conditions défavorables dans lesquelles elle est condamnée à se développer (défaut d'espace, compression), est aussi celle qui est la plus sujette aux anomalies en question.

Dans les anomalies de structure nous avons à tenir compte d'éléments plus éloignés.

Les tissus dentaires, régulièrement constitués, possèdent une structure qui est regardée comme typique, normale. Cette structure est le résultat d'un apport sévèrement calculé de matériaux nutritifs. Mais que l'acte de la nutrition vienne à être troublé dans l'une quelconque de ses modalités, cet apport local sera modifié dans ses qualités comme dans sa quantité, et le tissu en voie d'évolution révélera dans sa structure intime aussi bien que dans son aspect un changement plus ou moins accusé, capable de rappeler par son siége l'époque de sa formation. C'est ainsi que l'érosion est caractérisée par un brusque arrêt de calcification dans la trame de la substance éburnée.

Du reste en y regardant de près, on voit que toute altération anatomique, toute perturbation fonctionnelle et pathologique des organes repose sur le fond commun de la vie élémentaire des particules constituantes des tissus.

Ce qui est vrai ici pour les influences occultes qui président à l'éclosion des anomalies des ostéides qui nous occupent, ne l'est-il pas également à un point de vue général pour l'ensemble de la pathologie humaine? N'est-ce pas en définitive dans la nature chimique et dynamique à la fois des agrégats moléculaires qui constituent la trame primordiale des tissus; dans le mode mystérieux de leurs actions et de leurs réactions réciproques; dans la manière dont ils sont influencés par les agents cosmiques qui les imprégnent de toutes parts; n'est-ce pas en un mot, dans la solution par voie intuitive et expérimentale de ce fourmillement de problèmes vivants, devant lesquels nos moyens d'investigation actuels s'arrêtent impuissants, qu'il faut chercher la cause réelle et féconde de l'infinie variété d'aptitudes morbides sous le joug desquelles se courbe et se flétrit le genre humain? N'est-ce pas du sein de ce monde inexploré que nous devons espérer voir un jour sortir les germes puissants et régénérateurs de la médecine de l'avenir? A celle-ci appartiendrait alors la glorieuse et bienfaisante mission d'être en mesure de répondre avec une précision et une sûreté de méthode vraiment scientifiques, à une impression morbifique donnée, par une impression pharmacodynamique exactement et *réellement* contraire, destinée à en neutraliser les effets.

Rentrant ici dans notre sujet, force nous est d'avouer que les conditions qui amènent les altérations de structure mentionnées plus haut, sont encore fort mal déterminées, comme d'ailleurs ces altérations elles-mêmes. On a accusé presque toutes les diathèses et les maladies de l'enfance, sans que rien ait été encore précisé. Ainsi pour ce qui concerne l'érosion, tandis que Hutchinson en fait un signe de la syphilis héréditaire, MM. Gueneau de Mussy et Tomes l'attribuent aux fièvres éruptives, M. Broca aux mêmes causes, et de plus à la fièvre typhoïde et au rachitisme, Bazin à la scrofule, et M. Magitot exclusivement aux affections à forme convulsive : éclampsie, méningite (Laffin, *loc. cit.*).

La question des odontômes est plus complexe.

On désigne sous le nom d'odontômes les tumeurs constituées par l'hypergenèse des tissus dentaires transitoires ou définitifs (Broca) (1) provenant d'un trouble de développement de la dent, lors des différentes périodes de sa formation. Comme on le présume d'avance, les variétés d'odontômes seront nombreuses, puisque le même organe peut donner lieu à plusieurs tumeurs différentes. Ainsi prenons par exemple le bulbe où ces anomalies se rencontrent le plus fréquemment.

Le trouble nutritif peut l'atteindre :

1° Lorsqu'il n'est encore composé que de tissu embryonnaire, ou lorsqu'il a passé à l'état fibreux : d'où les odontômes fibro-plastiques, fibreux ;

2° Lorsqu'il contient les cellules de l'ivoire, et alors les odontômes contiendront de plus que les précédents les éléments générateurs de l'ivoire ; et ces éléments pourront rester station-

(1). Traité des tumeurs, 1869.

naires ou bien produire de la substance éburnée, de sorte qu'à cette phase de développement bulbaire, nous pouvons avoir des odontômes non dentifiés. ou en voie de dentification;

3° Lorsque l'ivoire se forme, de sorte que la tumeur est alors d'emblée plus ou moins dentifiée.

Comme on le voit, ces tumeurs se rattachent chacune à un changement normal dans la structure du bulbe.

Il en serait de même pour les tumeurs des autres tissus dentaires.

Le mécanisme de leur production ne peut s'expliquer autrement que par un trouble local survenu dans la nutrition des tissus d'où elles procèdent. Cette interprétation est loin d'être purement théorique : en effet, MM. Magitot et Legros, dans leurs recherches sur le follicule dentaire, sont arrivés à déterminer expérimentalement la production d'odontômes, en pratiquant des traumatismes sur les follicules.

D'autre part, bien avant ces auteurs, Fauchard a rapporté l'observation d'un odontôme du maxillaire inférieur qu'il a rattaché à un traumatisme reçu trois ans avant l'apparition de la tumeur. Ces faits seraient en contradiction avec l'opinion de M. Broca qui semble mettre en doute l'influence de cette cause sur la production des odontômes.

Ce qu'il nous importe d'ailleurs de bien faire ressortir ici, c'est qu'une variété d'odontômes correspond exactement par sa genèse à une période déterminée de l'évolution dentaire. On s'explique facilement alors et l'époque d'apparition de ces tumeurs et les différences si grandes qu'elles offrent dans leur structure, bien qu'elles reconnaissent une cause unique, le trouble de la nutrition.

§ 3. *Accroissement et passage de la dent de sagesse à l'âge adulte.*

Après avoir considéré séparément les tissus qui entrent dans la composition de l'ostéide dentaire, il est convenable de les étudier sous la forme de dent.

L'organe qui joue le plus grand rôle dans la formation de la dent, c'est le bulbe ; aussi ce qui constitue vraiment celle-ci est-ce l'ivoire. C'est ce tissu qui forme sa charpente, et lui donne pour ainsi dire sa forme et son volume. Les autres tissus, émail, cément, ne représentent qu'une espèce d'enveloppe par rapport à celui-là.

Prise dans son ensemble, l'évolution de la dent peut être divisée en quatre périodes (Broca).

Dans la 1re (période embryoplastique), son germe encore formé de tissu embryonnaire, se distingue du tissu ambiant.

Dans la 2e (période odontoplastique), le germe a changé de structure et se trouve apte à la production des tissus dentaires.

Dans les deux dernières, les tissus se constituent, et la dent prend sa forme et son état définitifs : la 3e (période coronaire) étant marquée par la formation de la couronne (émail et ivoire) ; la 4e (période radiculaire) par celle de la racine (ivoire et cément).

Ce que nous avons dit pour les deux premières périodes, à propos de l'origine et de la formation du follicule, de la formation des tissus dentaires, nous paraît suffisant. Mais il est nécessaire d'exposer en quelques mots la troisième et la quatrième phases de l'évolution dentaire.

Lorsque l'ivoire a formé une première couche autour du bulbe, la configuration extérieure de la couronne est, par là même, déterminée, et cette coque superficielle ne tarde pas à être recouverte par l'émail. A partir de ce moment les modifications qui vont se passer dans l'organe dentaire, auront pour siége exclusif l'intérieur de la couronne, ou ses prolongements radiculaires. Mais à cette époque ceux-ci sont très-peu développés. Ils sont normalement au nombre de deux pour la dent de sagesse.

Le bulbe limité extérieurement par les premières coques coronaires ne peut plus s'accroître par sa face libre, élargie. Il se développe par son pédicule, fractionné en deux portions pour la dent que nous étudions. Au fur et à mesure de leur développement, les racines sont envahies par l'ivoire suivant le même mode de production que pour la couronne, c'est-à-dire par couches concentriques, rétrécissant de plus en plus les canaux radiculaires. En même temps se dépose sur les racines le cément sécrété par le sac folliculaire qui les entoure.

La dent s'allonge donc par son extrémité profonde.

Mais cet allongement a pour conséquence que l'espace qu'elle occupait primitivement, quand sa couronne était seule formée, devient trop restreint; et d'autre part, la racine ne pouvant s'enfoncer dans la mâchoire où elle rencontre un tissu osseux résistant, subit un mouvement lent de translation vers la gencive, qui force la couronne à la traverser, ainsi que la paroi folliculaire, pour faire saillie sur le bord alvéolaire.

Tel est le mécanisme de l'éruption. Celle-ci comme on le voit est le résultat du développement des racines qui prennent dans l'alvéole la place qu'y occupait la couronne.

Pour l'éruption des dents qui sont précédées de dents caduques, il y a certaines particularités que nous n'avons pas à signaler ici, puisque nous considérons un ostéide qui n'est précédé dans son alvéole par aucun autre.

Pour que l'éruption de la dent de sagesse se fasse normalement, il est nécessaire qu'elle ne rencontre dans son mouvement ascensionnel aucune résistance sérieuse. Tel n'est pas le cas constant en raison de sa situation, car outre la fréquence du défaut d'espace elle doit compter avec un obstacle puissant, résultant de l'épaisseur de la gencive qui la recouvre. Comme on peut le voir d'après les indications fournies par le tableau du premier chapitre, la dent de sagesse inférieure fait son évolution très-lentement. L'époque moyenne de son éruption varie de 20 à 25 ans.

Étudiant le passage de cette dent à l'état adulte, il convient après avoir exposé les données précédentes, d'en esquisser brièvement les caractères morphologiques normaux, après sa complète évolution.

D'une manière générale, elle a les attributs de la série des molaires inférieures à laquelle elle appartient. Sa couronne est cuboïde, armée de 3 à 5 tubercules, le plus souvent de 4. Les racines sont toujours courtes, plus courtes en général, que celles d'aucune autre dent : au nombre de deux ordinairement, elles sont quelquefois réunies en un seul faisceau conique, marqué d'un sillon vertical qui indique leur distinction primitive ; la direction en est rarement verticale, le plus souvent elles sont un peu inclinées en arrière.

Le volume de cette dent est variable suivant les races ; chez nous il est inférieur à celui des molaires précédentes : c'est le contraire chez le nègre. C'est que, comme l'ont établi les recherches de M. Topinard, dans les races orthognathes, les molaires vont en diminuant de volume, d'avant en arrière, au lieu qu'elles vont en augmentant dans les races entachées d'un certain degré de prognathisme. Cette influence ethnologique n'est pas limitée au volume, elle paraît s'exercer encore sur la forme et la direction. La dent de sagesse inférieure aurait très-souvent chez le nègre cinq tubercules, ce qui est en harmonie avec l'exagération de volume.

Sa direction, qui devrait être verticale, est très-souvent déviée, par suite de l'insuffisance de place dans les races supérieures, rarement chez les inférieures.

Si nous avons placé ici ces considérations sur l'anatomie normale de la dent de sagesse, c'est pour mieux en faire apprécier les anomalies, en leur donnant un terme de comparaison.

A la période ultime de l'évolution dentaire se rattache la production de quelques anomalies. Et d'abord celles de l'éruption.

Nous avons fixé la date moyenne de la sortie de la dent. Si par suite du défaut d'espace ou de la résistance de la muqueuse gingivale, la couronne éprouve un obstacle sérieux, il peut se produire sur les prolongements radiculaires du bulbe, une compression trop forte, qui entrave le développement, d'où résulte une anomalie par *éruption tardive*. Celle-ci peut encore tenir à une autre cause, à une débilité générale qui rendrait le mouvement nutritif moins énergique et retarderait la formation des tissus dentaires ; peut-être même à des anomalies vasculaires ? On comprend que par suite de conditions absolument inverses de celles que nous venons d'énumérer, le développement de la dent puisse être anticipé, et donner ainsi lieu à une anomalie par *éruption précoce*.

Le mouvement d'ascension de la couronne dentaire est lié au développement des racines. Lors que ce dernier est faible, on voit la couronne ne pas arriver au même niveau que ses congénères, ce qui constitue une anomalie par *disposition*.

Nous avons encore à mentionner l'anomalie de *direction*. Normalement la dent pousse verticalement hors de la mâchoire. Mais elle ne pousse ainsi qu'à la condition de ne pas être gênée dans sa marche. Lorsqu'elle trouve sur l'arcade dentaire un espace trop exigu, ce qui n'est pas rare, elle s'incline vicieusement du côté qui lui offre le plus de latitude.

Certaines anomalies de direction de la racine, que nous étudierons, en en donnant la raison, avec les anomalies de forme, se rattachent aussi à cette phase ; puisque c'est pendant celle-ci que les racines se forment.

CHAPITRE III.

ANOMALIES EN PARTICULIER ; LEURS VARIÉTÉS, LEURS CONSÉQUENCES PATHOLOGIQUES.

En raison de leur importance au point de vue pathologique, les anomalies de direction doivent être étudiées en premier lieu ; et comme il est juste de nous placer également à ce point de vue pour les autres anomalies, nous ne suivrons pas l'ordre indiqué par le tableau du chapitre premier.

Nous nous étendrons assez longuement sur le mécanisme des accidents dus aux anomalies de direction, pour ne pas avoir à y revenir à propos des suivantes, attendu que le mode de production des accidents ne diffère pas essentiellement entre elles.

Anomalies de direction.

On sait d'après les recherches de M. Topinard (1) que, suivant le degré et les espèces de prognathisme, les dents antérieures présentent parfois des déviations considérables. Il n'en est pas de même de la série des molaires dont la direction paraît rester étrangère à toute influence générale. Elle reste, en effet, invariablement verticale, parallèle au plan vertical du crâne.

(1). Des différentes espèces de prognathisme, in revue d'anthropologie de Broca, 1874.

Les déviations des molaires paraissent donc être purement accidentelles. Cela est si vrai que les première et deuxième molaires dont aucun obstacle ne vient gêner l'éruption ne sont jamais déviées.

Toute dent de sagesse contenue dans son alvéole et n'ayant pas une direction verticale constitue une anomalie de direction.

Par cette définition, l'anomalie de direction se trouve nettement séparée de l'anomalie de siége. Dans celle-ci, en effet, la dent n'est pas contenue dans son alvéole normal, en dehors duquel elle s'est développée. Dans celle-là, au contraire, les racines sont normalement situées dans leur boîte osseuse, et la couronne seule a subi une déviation qui lui a fait perdre ses rapports normaux dans la rangée dentaire.

Nous ne voulons donc parler ici que des changements de direction de la couronne. Les racines peuvent aussi présenter de leur côté certaines déviations ; mais elles se combinent toujours avec une modification de leur forme. Aussi est-ce en traitant des anomalies de forme que nous en parlerons.

MM. Broca et Topinard ont établi que les déviations dentaires d'ordre ethnologique sont plus fréquentes chez la femme que chez l'homme. On ne sait si cette particularité s'applique aux déviations accidentelles et en particulier à celles de la dent de sagesse.

L'anomalie de direction se présente sur cette dent sous quatre variétés que M. Toirac a parfaitement décrites : déviations *en avant, en arrière, en dehors, en dedans* (1). Pour bien comprendre leurs causes et leur mécanisme, il faut nous re-

(1). Nous n'avons pas cru devoir parler ici de la déviation en bas qui n'a été, croyons-nous, observée que deux ou trois fois. Tomes en a figuré dans son ouvrage un cas où elle reconnaissait pour cause un odontôme volumineux des deux premières molaires inférieures.

porter à ce que nous avons dit plus haut à propos de l'évolution de la dent.

C'est au moment de l'éruption que nous les avons vues se produire. Quant à leurs causes déterminantes, il faut les chercher en dehors de la dent. Celle-ci ne se dévie, en effet, que lorsqu'elle trouve, au moment de son éruption, une place trop grande ou trop petite pour loger sa couronne.

Peu intéressante et peu grave est l'anomalie due à un excès de place. Dans ce cas, en effet, rentrent les faits où par suite de l'absence d'une des molaires précédentes, la dent de sagesse trouve en avant une place plus large et s'y porte de préférence. C'est là une circonstance heureuse d'ailleurs pour l'éruption de cette dent.

Il n'en est pas de même lorsqu'il y a insuffisance de place. Pour peu qu'elle soit considérable il en résulte une compression très-notable sur le follicule qui peut ainsi être arrêté dans son développement. Il y a alors atrophie, absence de la dent.

Mais cette terminaison favorable en somme, ne se présente pas toujours. Nonobstant le défaut de place, le follicule se développe et alors la dent pour sortir du maxillaire est obligée de prendre une direction vicieuse. L'espace qui lui est réservé entre la deuxième molaire et la branche montante du maxillaire peut se trouver insuffisant dans des conditions diverses. Nous ne parlerons pas bien entendu des cas où la dent aurait un volume exagéré ; nous supposons ici qu'elle ait des dimensions normales. Le rétrécissement de cet espace peut tenir au peu de développement en longueur du maxillaire inférieur ; c'est ce qui explique la fréquence plus grande des anomalies de direction de la dent qui nous occupe dans les races élevées que dans les races prognathes. Celles-ci n'y échappent point complètement toutefois, puisqu'on en a rapporté des exemples parfaitement authentiques. (De Quatrefages et Hamy, *Crania ethnica*, p. 43, f. 47).

Il peut tenir en outre au volume anormal de la deuxième grosse molaire. Pour cette raison l'insuffisance de place serait plus fréquente chez les races inférieures dont les molaires vont en augmentant de volume d'avant en arrière, de sorte que pour elles, la deuxième molaire se trouve plus volumineuse que pour les races élevées qui présentent la disposition inverse dans la série des molaires. Mais il faut croire que cette cause est avantageusement compensée par le degré de prognathisme puisque somme toute, chez le prognathe les inclinaisons vicieuses sont moins fréquentes.

Quant à préciser les causes qui déterminent le sens de l'inclinaison, on ne saurait l'attendre de nous, car elles sont la plupart du temps insaisissables. Nous avons fait toutefois la remarque que l'inclinaison en dedans est rare, tandis que celle en sens contraire est fréquente. Nous supposons que c'est aux mouvements de la langue qu'il faut attribuer la rareté de la première de ces deux variétés d'anomalies.

Le sens de l'inclinaison vicieuse se fait dans l'ordre de fréquence suivant : en *dehors*, en *avant*, en *arrière*, en *dedans*.

Dans la déviation en dehors (1), la dent de sagesse fait une saillie anormale en dehors de la rangée dentaire. De cette situation il résulte pour la joue un contact continuel et souvent un pincement, surtout dans les mouvements de mastication.

La muqueuse génienne s'enflamme légèrement et d'une façon circonscrite : sur le point exposé, il se produit, en effet, le plus souvent, de petites fongosités qui favorisent encore le développement de l'inflammation. Il faut dire cependant, que

(1). Voir les obs. rapportées par Toirac, Chevassu, Robert, Nélaton (*Gaz. des hôp.*); Jourdain, Sarrazin (Dictionnaire encyclopédique, art. dent.).

lorsque la couronne de la dent est saine et bien lisse, elle est une cause moins puissante d'accidents de ce genre; par contre, si elle vient à se gâter, ou si elle porte avec elle des anfractuosités congénitales, elle devient réellement incommode; la joue s'excorie, et il s'ensuit une inflammation très-vive, qui peut amener, par propagation irritative aux muscles masticateurs, une constriction permanente des mâchoires. M. Toirac rapporte de ce fait une observation très-remarqnable.

La déviation en dedans (1) est rare, avons-nous dit. Les conséquences pathologiques sont naturellement liées à la saillie plus ou moins grande que fait la couronne dentaire dans la cavité buccale. L'auteur, précédemment cité, rapporte un cas de cette variété d'anomalie, qui avait déterminé sur la langue une ulcération d'apparence syphilitique, soumise sans succès, pendant des années, au traitement spécifique, et qui ne guérit que par la suppression de la dent.

Ainsi donc, les inclinaisons latérales ont pour attribut des accidents sur les parties molles, telles que la langue, les joues.

Les inclinaisons, dans le sens antéro-postérieur, ont des conséquences bien plus graves, comme nous allons le voir.

L'antéversion (2) est, à ce titre, la plus à craindre. La dent pousse horizontalement ou plus ou moins obliquement en avant, de telle sorte que sa couronne vient heurter la face postérieure de la dent précédente ; elle trouve là un obstacle insurmontable, car les deux premières molaires ne sont pas susceptibles de déviation. M. David nous a communiqué l'observation d'une périostite de la deuxième molaire, survenue dans un cas analogue ; c'était le seul accident de la déviation. Le

(1). Toirac, Chevassu.

(2). Obs. de Vautier (*Gaz. des hôp.*, sept. 1856) ; de Désirabode (*Journ. des Conn. méd. chirurg.*, 1851); de Toirac, de Fauchard, de Chevassu, Sarrazin (thèse, 1855).

plus souvent, les choses se passent autrement. La couronne est arrêtée par l'obstacle qu'elle rencontre ; les racines alors en voie de développement, exercent sur le tissu osseux qui les entoure, et dans une direction opposée à celle de la couronne, une compression d'autant plus grande, qu'elles deviennent plus volumineuses. Il s'ensuit immédiatement des lésions osseuses qui ne sont pas sans une certaine gravité ; mais à ce propos, nous ne saurions mieux faire que de citer le passage suivant de M. Toirac.

« Pour bien faire comprendre tous ces désordres, il est essentiel de faire remarquer que lorsqu'une dent paraît sur le bord gingival, la racine n'a point encore acquis toute l'étendue qu'elle doit avoir un jour; la partie qui termine cette racine est encore pulpeuse et ne s'allonge que peu à peu. C'est au fur et à mesure que ce travail s'opère, que la couronne se montre de plus en plus au dehors, jusqu'à ce qu'elle soit arrivée extérieurement à sa hauteur naturelle, semblable en quelque sorte à un ressort en spirale, dont le point d'appui, fixé dans la mâchoire, se développerait en portant ses anneaux en haut. Le fait est que, dans l'ordre normal, la racine des dents ne se porte point en bas pendant leur accroissement. En un mot, elles croissent de l'intérieur à l'extérieur ; d'où il suit que si la couronne d'une dent qui pousse, trouve un obstacle assez puissant pour l'arrêter dans son évolution, la racine, s'allongeant toujours par le travail de l'ossification, doit nécessairement déterminer une pression vers son extrémité inférieure, en occupant une place qui ne lui est pas ménagée par la nature, et comprimer les nerfs et autres parties sensibles qui entrent dans la composition de la pulpe dentaire. Cela posé, on comprend aisément les accidents nerveux que peut occasionner une dent de sagesse qui se trouve quelquefois enclavée en partie dans la base de l'apophyse coronoïde, ou bien simplement arrêtée par un bourrelet épais de la gencive, à travers lequel elle ne peut se faire jour, ou se dirigeant obliquement en avant, et venant alors arc-bouter contre la molaire voisine. »

Les cas de ce genre de déviation sont nombreux, et c'est surtout à eux que se rapportent la plupart de observations d'accidents de dent de sagesse mentionnés dans les auteurs.

Il existe un quatrième mode d'inclinaison, celui dans lequel la dent se dévie en arrière, portant sa couronne contre la base de l'apophyse coronoïde. Très-souvent même la couronne est en partie contenue dans l'épaisseur de cet os ; elle éprouve là un obstacle, moins grand peut-être que dans l'antéversion, mais suffisant, à coup sûr, pour amener, toujours par le mécanisme de la compression radiculaire, une inflammation périalvéolaire du maxillaire inférieur.

Une autre catégorie d'accidents se rattache encore à cette variété d'inclinaison vicieuse ; dans celle-ci, la couronne, moins gênée, fait toujours, hors de l'alvéole, une saillie plus grande que dans l'antéversion. En cet état, il peut se faire que, par le seul effet de la compression que lui fait subir la couronne soulevée, la muqueuse s'ulcère ; l'ulcération peut aussi être déterminée par la compression combinée de la dent de sagesse supérieure, d'une part, et de la couronne sous-jacente, de l'autre. Quoi qu'il en soit, la dent finit par se trouver logée dans une poche artificielle, ouverte supérieurement, d'où elle ne pourra se dégager, gênée qu'elle est dans son éruption. Là, vont s'accumuler des parcelles alimentaires, des corps étrangers qui peuvent avoir pour conséquence, en dehors de tout autre accident provenant de la dent elle-même, de provoquer une inflammation de la poche et de toutes les parties molles ambiantes, y compris les muscles élévateurs de la mâchoire (d'où contraction permanente), et de déterminer, à la longue, la carie de la dent ; c'est par ce mécanisme que la dent de sagesse se trouve souvent cariée, au moment même de son éruption.

C'est dans ces cas, comme nous le verrons dans le chapitre suivant, qu'il faut détruire promptement, par l'incision ou les caustiques, les lambeaux sus-jacents à la couronne.

Anomalies de nombre.

L'anomalie de nombre frappe assez souvent les molaires. Dans l'ordre de fréquence, elle vient après les anomalies de direction, ce qui lui donne immédiatement, au point de vue pratique, une très-grande importance. Toutefois, hâtons-nous de le dire, bien que nous soyons conduit à le voir dans la suite de ce travail, dans notre race, dans les races humaines élevées, l'anomalie par augmentation numérique, qui est la seule grave, s'observe rarement aux dents de sagesse inférieures, et n'y appelle presque jamais l'attention du chirurgien.

Cette anomalie présente deux variétés : elle fait augmenter ou diminuer le nombre des dents qui composent la série des molaires.

A. *Anomalie de nombre par diminution.* — Pour le cas spécial qui nous occupe, l'anomalie par diminution se traduit par l'absence de la dent et par la réduction à deux du nombre des molaires. Si l'on s'en rapportait aux écrits des auteurs, rien ne serait plus fréquent que cette variété d'anomalie. Nous croyons, au contraire, que l'absence réelle des dents de sagesse inférieures est un fait peu commun. Très-souvent, il faut le dire, des dents, et surtout la troisième molaire inférieure, restent longtemps incluses dans la mâchoire, et, de ce qu'après l'époque de leur éruption normale, on ne les voit pas figurer dans la rangée dentaire, bien des personnes croient pouvoir conclure à leur absence. C'est là une confusion que nous tenons à relever : il n'y a pas absence, mais bien anomalie d'éruption. M. Toirac rapporte que, disséquant la mâchoire inférieure, complètement dégarnie de dents, d'une femme morte à l'âge de 103 ans, il y trouva incluse une dent de sagesse qui était en plein développement.

Il convient donc de tenir grand compte dans la constatation de cette anomalie du retard parfois considérable que peut éprouver la dent dans son éruption.

Il faut se rappeler que l'absence d'une dent sur l'arcade dentaire n'implique pas nécessairement son absence réelle, absence dont la seule preuve irrécusable ne peut se trouver que dans la dissection de la mâchoire.

Nous ne voulons point cependant nier le fait de l'absence réelle d'une ou des deux dents de sagesse inférieures. Il est établi par des observations parfaitement authentiques.

Le mode de production en est variable :

a. Nous avons à citer, en premier lieu, l'absence des germes primitifs. Et là plusieurs cas peuvent se présenter, soit que le cordon épithélial de la deuxième molaire n'envoie pas de prolongement, ou que ce cordon ne se développe pas ; soit que le follicule de la deuxième molaire manque ; soit que la première molaire fasse elle-même défaut, entraînant ainsi l'absence des germes des deux dernières.

Nous avons étudié ces éventualités dans notre précédent chapitre ; nous n'y reviendrons pas. Quant aux causes intrinsèques de ces phénomènes, elles échappent à notre analyse.

b. En second lieu, il faut faire intervenir l'atrophie et la résorption du germe primitif. C'est ce qui arrive chez certains sujets dont l'arcade alvéolaire, ayant peu d'étendue, le follicule de la dent de sagesse se trouve comprimé entre la deuxième molaire et la branche montante du maxillaire.

En raison du développement antéro-postérieur plus considérable de cet os dans les races inférieures que dans les supérieures, cette cause sera moins fréquente dans les premières que dans les secondes (Topinard. *Etudes sur les races indigènes de l'Australie*, 1872).

c. Enfin nous mentionnerons encore les affections du maxillaire (nécrose, ostéite, etc.) au moment de la formation de la dent. Il est clair que dans ces conditions le germe peut être détruit et éliminé. On peut voir des faits de ce genre, à la suite des gangrènes de la bouche qu'amènent certaines maladies graves, les fièvres éruptives, etc. (Guéniot. *Bulletin de la Société de chirurgie*, 1872).

L'absence de la dent de sagesse laisse un vide en arrière de la deuxième molaire, mais cet espace vacant est très-restreint et passe le plus souvent inaperçu. Car la deuxième molaire ne trouvant derrière elle aucun obstacle, se rapproche sensiblement de la branche montante du maxillaire. En outre cet espace est naturellement fort réduit, lorsque son peu d'étendue est la cause de l'absence de la dent de sagesse.

Au point de vue pathologique, l'absence de la dent de sagesse est loin d'avoir des conséquences fâcheuses. Reconnaissant pour cause, la plupart du temps, une compression sur le germe dentaire, résultant d'un espace insuffisant à son développement, nous estimons qu'elle est bien préférable à l'éruption. Car celle-ci, effectuée dans ces circonstances, amènerait infailliblement toute la série des accidents dits de dent de sagesse : ostéite, abcès, fistules, etc., accidents dont la cause la plus fréquente réside précisément dans les conditions défavorables que nous venons d'indiquer.

B. *Anomalie par augmentation numérique*. — Nous voulons faire rentrer dans cette variété que les cas dans lesquels une ou plusieurs dents surnuméraires apparaissent en arrière ou dans le voisinage de la dent de sagesse normale. Nous ne parlerons donc pas des dents qui se montrent par génération de toute pièces sur un point quelconque du corps, et qui n'ont aucun rapport avec celle qui nous occupe.

L'anomalie par augmentation est, au point de vue de la fréquence, dans les races en rapport inverse de l'anomalie par di minution.

Nous avons vu celle-ci, dominée par une influence ethnologique, être plus fréquente chez les races élevées que chez les races inférieures. Celle-là, au contraire, se trouve être, en vertu de la même influence, plus fréquente chez les races inférieures que chez celles qui ont atteint un type plus élevé. Toutefois ces différences ont pour cause commune la longueur de l'arc alvéolaire, autrement dit, le degré de prognathisme.

Il est à croire que le nombre des dents est en rapport avec la place qui leur est ménagée. Cette opinion serait fondée sur la double considération de l'évidente corrélation qui existe entre le système dentaire et le degré de prognathisme, d'une part, et des rapports des anomalies numériques qu'on observe entre les deux mâchoires, d'autre part.

C'est qu'en effet, dans les races élevées qui ont normalement le maxillaire supérieur plus étendu que le maxillaire inférieur, l'anomalie par augmentation, est fréquente en haut et rare en bas, tandis que l'anomalie par diminution est fréquente en bas, rare en haut. Dans les races inférieures, au contraire, où les proportions relatives entre les deux maxillaires sont renversées, le rapport entre les anomalies de nombre, en haut et en bas, est exactement inverse.

Le mécanisme de ces anomalies nous est parfaitement connu d'après ce que nous avons dit sur la genèse et la formation du follicule.

Quant à leurs causes, nous ne pouvons pas davantage les saisir. Tout au plus nous est-il permis d'établir quelques influences générales sur leur fréquence relative dans les diverses races humaines. Chez le nègre, où la variété par augmentation numérique, paraît être fréquente, les choses se passent de la façon suivante. L'éruption de la dent de sagesse normale est un peu précoce, et passe inaperçue; plus tard, à l'époque habituelle de l'éruption de la dent de sagesse, on voit sortir la dent surnuméraire. Celle-ci se place dans la rangée dentaire entre la troisième molaire normale et la branche montante du maxillaire.

Comme l'étendue de cet os a laissé un champ libre à son développement, sa forme n'a pas été tourmentée et est en tout semblable à celle des autres molaires. De sorte que les arcades dentaires sont parfaitement régulières, et n'ont d'anormal que l'addition d'une dent en arrière et de chaque côté, l'anomalie étant le plus souvent bilatérale.

Dans ce cas, la dent surnuméraire ne donne lieu à aucune conséquence pathologique. Elle n'amènerait des désordres, ce qui est rare chez le nègre, que si elle trouvait une place insuffisante, désordres qui seraient analogues à ceux que nous avons décrits pour les anomalies de direction.

Il en est bien autrement dans notre race. Normalement chez nous, la dent de sagesse fait difficilement éruption, et se trouve serrée entre la deuxième molaire et la branche montante du maxillaire. Une dent surnuméraire, survenant dans ces conditions, éprouve d'abord de grandes difficultés dans son développement. La compression à laquelle elle se trouve exposée lui imprime de profondes modifications de forme : elle est, en effet, presque toujours conoïde, petite, et ne ressemble à aucune espèce de dent normale ; la couronne en est rabougrie, conique, la racine simple, courte (Désirabode). En outre, ne trouvant pas sur l'arcade dentaire une place où elle puisse se loger, elle est forcément déviée, et les accidents qu'elle peut entraîner ne sont autres que ceux des anomalies de direction.

Dans certaines circonstances cependant, chez nous, une dent de sagesse surnuméraire peut se loger sur l'arcade dentaire. C'est lorsque celle-ci se trouve incomplète par la perte d'une ou plusieurs molaires. La première molaire qui est, comme on le sait, très-prédisposée aux lésions dentaires, venant à disparaître, la deuxième et la troisième se dévient légèrement en avant, de sorte qu'il peut rester au devant de la base de l'apophyse coronoïde une place suffisante pour la dent surnuméraire, qui, au besoin, peut pousser celle qui la précède, si la série des molaires est incomplète.

Des exemples de dents de sagesse surnuméraires sont rapportés en grand nombre chez le nègre. (Topinard, *Ouvrage cité.*)

Pour notre race, les cas en sont beaucoup plus rares ; le Dr Hudson, cité par Désirabode (thèse de Paris, 1826) aurait rencontré 12 fois cette anomalie dans les races blanches. C'est qu'en effet dans celles-ci en raison du peu d'espace qui lui est dévolu, la dent de sagesse a une tendance marquée à s'atrophier.

Tomes pense même que cette molaire s'en va disparaissant lentement, et que selon de fortes probabilités, son absence dans les races futures deviendra le fait normal.

Le même auteur a décrit sous les termes d'*union* ou de *gémination* des dents une autre variété d'anomalie de nombre. Une série dentaire se trouve diminuée par l'union en un seul de deux des organes qui la constituent. Cette union peut se faire à la période de développement par fusion de deux bulbes, et dans ce cas il se forme autour de ceux-ci une couronne unique. Elle peut en outre ne porter que sur les racines qui sont soudées par une production anormale de tissu cémentaire.

L'union des deuxième et troisième molaires inférieures aurait souvent été constatée ; mais aucune conséquence sérieuse ne paraît résulter de cette anomalie.

Anomalies de volume.

Toute augmentation ou diminution dans les dimensions normales des dents constitue une anomalie de volume.

Physiologiquement le volume des pièces qui composent le système dentaire obéit à certaines conditions de taille et de race. C'est ainsi qu'il se montre en rapport avec les dimensions générales du corps, et, d'après M. Topinard, il augmenterait proportionnellement au degré de prognathisme. Il est certain que les molaires surtout acquièrent un volume considérable dans les races inférieures, tandis qu'elles tendent à devenir rudimentaires dans celles d'un ordre plus élevé. (Darwin.) Nous avons déjà eu occasion de signaler la proportion graduellement croissante ou décroissante qui affecte la série des mêmes dents suivant les types ethnologiques que l'on considère.

Nous n'y reviendrons pas. — Dans tous ces cas les variations de volume de la dent de sagesse inférieure, étroitement liées à l'étendue de l'espace qui est laissé entre la deuxième molaire et la branche montante du maxillaire, sont sous la dépendance de causes générales bien déterminées et se retrouvent des deux côtés de la mâchoire de sorte qu'elles ne constituent pas à proprement parler des anomalies.

Pour ne parler que de l'anomalie de volume, il faudrait se restreindre aux cas où l'organe est hypertrophié ou atrophié, sans altération de la forme. Mais ces cas sont rares pour les dents molaires qu'on peut considérer comme résultant de l'agrégation d'autant de dents simples qu'elles ont de tubercules.

L'augmentation ou la diminution de volume pour la dent de sagesse est souvent en effet accompagnée de l'augmentation ou de la diminution du nombre de ces saillies.

Deux variétés se présentent dans l'anomalie de volume :

1° Anomalie par diminution — nanisme.

2° Anomalie par augmentation — géantisme.

Anomalie par nanisme. — Dans cette variété nous avons encore à spécifier les cas où elle porte sur la totalité de la dent ou sur une de ses parties : couronne ou racines.

Le nanisme qui affecte la totalité de l'organe est très-fréquent pour la dent de sagesse inférieure. On l'observe sur celle-ci comme sur toutes les autres sous certaines influences qui retentissent dans tout l'organisme : syphilis héréditaire, (Hutchinson. *A clinical memoir on certain diseases of the eye and ear consequent on hereditary syphilis.* London 1863) et autres diathèses, troubles généraux de la nutrition, idiotisme (Bourneville) (1). Il se présente plus fréquemment encore à l'état isolé, ce qui s'explique facilement, ainsi que nous l'avons vu plus haut, par tous les obstacles qu'éprouve la dent de sagesse aux diverses phases de son évolution.

La dent est alors plus petite, quelquefois absolument atrophiée et rudimentaire. Le plus souvent il y a en même temps une légère anomalie de forme : les tubercules sont moins accusés et en nombre moins considérable ; les racines sont ramassées en un seul faisceau conique, court.

Le *manisme partiel* ne porte que sur les racines. Celles-ci sont toujours atrophiées quand la couronne l'est, et alors il y *manisme total.* Mais elles peuvent aussi l'être, la couronne restant normale. Nous avons vu que la dent de sagesse est de

(1). De la condition de la bouche chez les idiots (*Journ. des conn. méd.* 1862-63.

toutes les dents celle dont le faisceau radiculaire est le moins volumineux. Pour rentrer dans le cadre de cette anomalie, il faut donc qu'il soit réduit à des proportions très-minimes, tout en gardant le type conique.

Au point de vue pathologique, les conséquences de l'anomalie par nanisme sont plutôt heureuses que funestes. Car souvent telle dent atrophiée pousse sans accident, qui ne pourrait évaluer et faire éruption si elle avait ses dimensions normales. Le seul inconvénient qui puisse en résulter, réside dans une vice concomitant de structure, qui la prédispose aux altérations dentaires et surtout à la carie.

Anomalies par géantisme. — Les distinctions que nous venons d'établir dans l'anomalie par diminution sont également applicables ici. Nous aurons donc à étudier les anomalies par augmentation de volume totales ou partielles (couronne, racine). L'anomalie qui porte sur la totalité de l'organe est rare pour le cas particulier de la dent de sagesse inférieure. C'est ici que les conséquences de cette variété d'anomalie peuvent être fort graves. Dans nos races où l'arc maxillaire est toujours restreint, l'exagération de volume de cette dent entraîne fréquemment des désordres ; et on conçoit que ceux-ci, grâce au mécanisme de la compression radiculaire que nous avons exposé, frappent surtout la substance osseuse. Il n'en est plus de même pour les races prognathes, que leur arc maxillaire plus étendu met à l'abri de ces dangers.

L'hypertrophie de la couronne paraît être plus fréquente ; elle s'accompagne d'habitude d'une légère anomalie de forme consistant en une addition de tubercules. Mais le nombre des racines reste normal et ne suit pas celui de ces racines. L'augmentation isolée du volume de la couronne ne paraît pas liée, comme l'augmentation et la diminution de celui de la dent entière, à quelque influence générale ethnologique ou autre ;

elle doit donc être regardée comme tout à fait accidentelle. A cet égard, sa cause productive nous échappe entièrement, car comment supposer un trouble général qui ne porterait que sur un point de la mâchoire, sans s'étendre même au point homologue du côté opposé ?

L'augmentation de volume peut être plus ou moins considérable. Tomes (*Chirurgie dentaire, traduction Darin* 1873), et Forget citent deux cas où la couronne avait le double de son volume normal. Mais peu importe l'augmentation de volume en elle-même ; ses conséquences ne sont relatives qu'à la place que doit occuper la couronne hyportrophiée, place qui sera naturellement d'autant plus insuffisante que les dimensions de la couronne seront plus exagérées.

Quoi qu'il en soit, une telle couronne ne pouvant se loger complètement en avant de l'apophyse coronoïde, c'est en partie enclavée dans le tissu osseux de celle-ci. Dans son mouvement de sortie, elle se dirige vers le point qui lui offre le moins de résistance. Trouvant partout un obstacle de la part des parties osseuses sauf en avant où, sur l'arcadre dentaire, un espace inoccupé lui est menagé, elle se dévie dans ce sens, à l'anomalie de volume se joint alors celle de direction. La couronne une fois arrêtée et fixée dans cette situation vicieuse, les racines continuent à se développer dans la base de l'apophyse coronoïde et par leurs progrès incessants finissent par déterminer une ostéite ambiante plus ou moins étendue. Tel est le cas rapporté par Forget d'une dent de sagesse dont la couronne avait un volume double de l'état normal. Elle était couchée dans la base de l'apophyse coronoïde, et avait occasionné une ostéite de la branche montante, que Maisonneuve réséqua et désarticula. Inutile de nous étendre plus longuement sur les conséquences pathologiques de cette variété d'anomalie : elles sont clairement indiquées par ce sommaire de l'observation de Forget.

L'anomalie par hypertrophie pure et simple des racines est fort rare. Presque toujours en effet lorsque celles-ci sont plus volumineuses, leur forme a également subi des modifications. Or les seules notions réellement pratiques que fournisse la connaissance des anomalies radiculaires résident dans celles qui ont trait à la forme, et sont directement relatives à l'extraction de la dent correspondante. Considérant les racines de la dent de sagesse comme un seul faisceau, sa forme au point de vue de l'extraction importe bien plus que son volume. Un faisceau conique, si volumineux qu'il soit, ne s'opposera pas au succès de cette opération, tandis qu'un seul crochet qu'il porterait à son extrémité peut la rendre impraticable. Ces raisons nous ont décidé à rattacher aux anomalies de forme ce que nous pourrions dire sur cette variété des anomalies de volume des racines.

Anomalies de forme.

Dans cette classe nous faisons rentrer toutes les déviations du type normal qu'éprouve la forme de la dent, soit dans sa totalité, soit dans ses parties.

Mais comme nous l'avons vu, ce type, pour la dent de sagesse inférieure, varie physiologiquement dans d'assez grandes limites. Aussi ne considérerons-nous comme anomalies que les cas où l'organe est notablement modifié.

L'aberration de forme peut porter sur la totalité de la dent où sur une de ses parties, couronne et racines.

1o *Anomalies totales de forme* (1). — Elles sont très-rares

(1). V. obs. rapportée et figurée par Tomes, p. 185. Autre obs. rapportée par Chevassu, nº XV et autres.....

pour la dent de sagesse. Là où elles sont le plus fréquentes, la raison de leur production paraît être le retentissement que les lésions des dents de lait exercent sur les follicules des dents permanentes correspondantes. Or la dent de sagesse naît et se développe sur un point où elle n'est précédée par aucune dent temporaire. On pourrait encore donner à priori cette raison que l'évolution de cette dent se faisant à un âge relativement avancé, les influences morbides, soit locales, soit même générales qui pourraient la troubler sont moins efficaces qu'à l'époque où se développent les dents plus sujettes aux variations de forme. Mais une anomalie est rarement isolée. Dans celle de nombre, s'il y a en arrière de la dent de sagesse normale des dents surnuméraires, celles-ci ont presque toujours une forme modifiée.

Ainsi donc l'anomalie de forme totale porte plutôt sur les dents de sagesse surnuméraires que sur les normales. Ces dents surnuméraires prennent fréquemment chez le nègre la forme ordinaire des molaires ; chez les races blanches elles affectent au contraire le type conoïde.

Quoi qu'il en soit, cette variété est peu intéressante. Si elle n'est pas combinée avec une anomalie de nombre et de volume, elle peut passer la plupart du temps inaperçue, et ne donner lieu à aucune considération pathologique.

Toutefois il est facile de comprendre que si la dent de sagesse prenait une forme franchement conoïde, et qu'elle ne fût pas dans une situation telle qu'elle allât rencontrer son homologue de la mâchoire supérieure dans l'occlusion de la bouche, elle puisse excorier la joue ou la langue et donner lieu à une inflammation des parties molles.

2° *Anomalies de forme de la couronne.* — Assez souvent liée à celle de volume, cette anomalie consiste dans une exagération ou une diminution de la saillie des tubercules, dans une exagération de la profondeur des sillons intertuberculaires, qui peuvent être aussi anfractueux, et constituer ainsi une fâcheuse prédisposition à la carie en devenant le réceptacle de détritus alimentaires. Mais la variété la plus fréquente, c'est la diminution du diamètre antéro-postérieur de la couronne, ce qui lui donne une forme aplatie d'avant en arrière, écrasement qui résulte, de la compression subie par le follicule entre la deuxième molaire et la branche montante.

Les conséquences de cette espèce d'anomalie sont presque nulles. Lorsque les tubercules sont très-saillants, on peut admettre qu'ils provoquent par leur contact une irritation de la langue ou de la joue. Quant à la variété par aplatissement, elle est au contraire fort désirable ; car souvent elle permet à la dent de se loger dans un espace où elle ne saurait être contenue si elle avait son volume normal.

3° *Anomalies de formes des racines* (1). — Les racines présentent toutes les courbures et inflexions possibles. Ce sont là des anomalies de direction à proprement parler, si on considère ces déviations sur une racine isolée. Mais en prenant la totalité du faisceau radiculaire on peut les regarder comme des anomalies de forme.

La divergence des racines, fréquente pour les autres molaires, est un fait rare pour la troisième. La convergence au contraire est tellement habituelle qu'elle peut être considérée comme normale. Nous avons dit en effet que les racines de la dent de sagesse sont condensées en un faisceau cônique ; cette disposition s'explique par la convergence dont nous parlons. Notons ici en passant l'absence de la *barre*. C'est que les racines sont rapprochées sur toute leur longueur, de sorte qu'il

(1). V. Tomes, fig. 101, p. 185 et autres. Forget, Toirac.

n'y a pas interposition de la trabécule osseuse à laquelle on a donné le nom de barre, et qui a quelquefois pour conséquence de rendre l'avulsion impossible.

En outre de ces inclinaisons relatives des racines entre elles, on voit très-souvent le faisceau cônique radiculaire, s'incliner en arrière et forme un petit crochet ouvert de ce côté. De pareilles inclinaisons dans les autres sens paraissent être rares, puisqu'elles ne sont mentionnées ni dans les auteurs, ni dans les catalogues des musées odontologiques.

Enfin nous avons à enregistrer une dernière variété d'anomalie morphologique de la racine. C'est celle qui résulte de leur nombre. Comme nous l'avons vu, les racines sont pour cette dent au nombre de deux, réunies en un seul faisceau cônique. Leur nombre peut subir des variations qui rentrent dans l'étude des anomalies puisque ces variations se rapportent au point de vue du mécanisme de leur production à l'une des phases du développement des dents.

Assez souvent on rencontre trois racines qui sont la plupart du temps soudées ensemble, ce qui donne au faisceau qu'elles représentent un aspect plus ou moins triangulaire. Rarement il y en a davantage.

Les conséquences pathologiques que nous avons à enregistrer pour cette variété d'anomalies sont relatives aux conditions dans lesquelles se fait l'éruption. Que le faisceau radiculaire soit plus ou moins volumineux, rien ne s'ensuivra si la couronne peut sortir librement de la mâchoire. Car dans le cas où il est volumineux, il a pour résultat de rejeter davantage la couronne vers l'arcade dentaire, et pourvu que celle-ci offre un emplacement suffisant, rien de fâcheux ne saurait arriver.

Par contre, si l'arcade dentaire n'est pas libre, et que la couronne soit arrêtée dans son mouvement de translation, le aisceau radiculaire amènera par le mécanisme de la compression des accidents d'autant plus considérables, qu'il sera luimême plus volumineux.

Une autre conséquence qui découle naturellement de cette variété d'anomalie, c'est la difficulté de l'extraction toutes les fois que le cône radiculaire devient irrégulier, ou aura été dévié.

Le cône se termine normalement par une pointe mousse qui se renfle parfois et détruit ainsi la régularité du type cônique.

Il y a toutefois ici une distinction bien tranchée à établir entre les lésions d'ordre tératologique et les lésions d'ordre pathologique.

Il peut très-bien se faire que par un trouble local de la nutrition, l'extrémité radiculaire au moment de sa formation prenne un volume plus ou moins considérable ou bien devienne le siége, en un point, de la production d'un odontôme cémentaire.

Ce sont là des faits d'ordre tératologique, constituant de véritables anomalies.

D'autre part, après le développement complet de la dent, la racine de celle-ci, peut sous des influences diverses devenir le siége d'une inflammation; le périoste qui la recouvre, enflammé à son tour, va donner lieu à une production pathologique de tissu osseux, qui se traduira sur la racine par la présence de petites éminences cémentaires qui en modifient la forme. Ces productions sont très-fréquentes au sommet de la racine. D'autres fois, l'extrèmité radiculaire au lieu de passer par l'ostéite condensante, subit l'ostéite raréfiante, se résorbe; mais ces altérations ne se rattachent plus à aucune des périodes de l'évolution dentaire, et rentrent par conséquent dans le domaine de la pathologie.

Il faut donc tenir grand compte dans les anomalies de forme

des racines, de la notion de l'époque à laquelle remonte leur production, pour les séparer des lésions pathologiques.

Anomalie de siége. Hétérotopie.

Il y a anomalie de siége toutes les fois que la dent est située hors de sa place normale. Le déplacement peut être plus ou moins considérable, et l'on comprend que, dans les cas où il est faible, on puisse le confondre avec l'anomalie de direction. Aussi ne ferons-nous rentrer dans l'hétérotopie que les cas où la dent a perdu tout rapport avec son alvéole normal, et se trouve sur un point de la mâchoire plus ou moins distant de l'arc alvéolaire.

Le mécanisme de cette anomalie nous est suffisamment connu; il consiste, en deux mots, dans la migration du follicule dentaire, à la faveur du déroulement des spires de son cordon. Quant aux causes de cette migration, elles sont encore inconnues.

Dans ce genre d'anomalie, la place réglementaire de la dent reste vacante, et celle-ci va apparaître, plus ou moins loin, soit dans le maxillaire, soit même hors de cet os (1). Aucune loi ne préside, croyons-nous, à ces variations de siége, qui sont d'ailleurs très-grandes. Un des exemples les plus remarquables de cette anomalie a été observé par Tomes et figuré par lui dans son traité de Chirurgie dentaire. La dent de sagesse inférieure droite avait percé la peau près de l'angle de de la mâchoire, et montrait ainsi sa couronne au grand jour.

Il est probable que des anomalies de siége ont été prises pour des anomalies de direction, et *vice versa*. Car, sur le vivant, lorsque la couronne n'est pas très-éloignée de la rangée

(1) Voy. obs. de Tomes, p. 166, fig. 77; p. 167, fig. 78; p. 171, fi. 85; — de Forget, de Plenck (De morbis dentium, Lovanii, 1796).

pentaire, on ne peut pas s'assurer de la place qu'occupent les racines. C'est ainsi que, pour nous, d'après l'examen critique fait par nous d'une observation de Toirac, cet observateur distingué avait pris pour une simple déviation de la couronne une dent de sagesse qui avait poussé sur la face interne de l'apophyse coronoïde, et déterminé une ulcération de la base de la langue, prise longtemps pour un accident syphilitique.

On a rapporté de nombreux exemples d'hétérotropie de la dent de sagesse inférieure, qui a été trouvée un peu partout, dans le voisinage et en arrière de la place qui lui est dévolue. On l'a souvent signalée dans l'épaisseur de la branche montante du maxillaire, soit au-dessus soit au-dessous du niveau de la rangée dentaire; on l'a vue faire éruption entre le condyle et l'apophyse coronoïde. Il y aurait encore à considérer la direction que prend l'organe migrateur dans toutes ses positions diverses ; mais là-dessus, nous ne pouvons rien dire de précis, chaque cas ayant une physionomie et des caractères particuliers.

On comprend sans peine tous les accidents qui peuvent résulter de cette anomalie, et qui offrent d'ailleurs une grande variété.

Si la dent se dégage facilement du tissu osseux où elle est primitivement contenue, elle pousse, soit en dedans, soit en dehors, vers des parties molles qui sont, par ce fait, irritées, ulcérées, perforées. Nous aurons à enregistrer, de ce côté, les stomatites, les ulcérations de la langue, les inflammations de l'isthme du gosier, les phlegmons de la région parotidienne, les abcès de la joue, etc.

Que si la dent, profondément incluse dans la substance osseuse, se développe de façon à acquérir un certain volume, il en résulte, tout autour d'elle, par le mécanisme de la compression, une zone d'ostéite plus ou moins intense, plus ou moins circonscrite, et qui peut être la source de grands délabrements. Au bout d'un temps variable, ces phlegmasies osseuses aboutissent, le plus souvent, à un abcès qui se fait jour à travers les parties molles, s'ouvre à l'extérieur, et laisse à sa suite une fistule persistante communiquant avec le siége de l'ostéite.

Toutes les éventualités possibles de l'état de suppuration peuvent venir compliquer la situation : angioleucite, érysipèle, phlegmon diffus, fusées profondes, septicémie, infection purulente ; la mort a été observée, dans plusieurs cas, comme conséquence ultime de ces lésions.

Anomalies de nutrition.

Elles comprennent, dit M. Magitot, toutes les perturbation fonctionnelles qui peuvent survenir au sein même des mâchoires dans les phénomènes de formation des tissus dentaires.

Dans ce cadre viennent naturellement se ranger les *odontômes*, et ce que quelques auteurs décrivent sous le nom de *kystes dentaires*, bien que constituant de véritables odontomes.

Nous ne voulons pas ici faire l'histoire de ces tumeurs, créées en quelques sorte, et si bien décrites par M. Broca, dans son savant *Traité des tumeurs*. C'est qu'en effet, rares déjà, d'une façon générale, elles s'observent encore bien plus rarement à la dent de sagesse inférieure. Les détails que nous avons précédemment donnés sur leur production et leurs causes, ainsi que les considérations dans lesquelles nous sommes entré à propos de l'accroissement normal des dents, nous paraissent suffire à la compréhension de cette partie de notre sujet.

L'étude de ces tumeurs appliquée à la dent de sagesse inférieure ne peut nous présenter encore que peu d'intérêt, en raison du faible nombre d'observations que possède la science sur ce point (1). Aussi notre briéveté à cet endroit est-elle fort excusable.

Nous nous bornerons à émettre quelques considérations, *à priori* sur les effets pathologiques que ces tumeurs paraissent dans certaines circonstances pouvoir entraîner dans la région de la dent de sagesse.

Pour les odontômes comme pour les dents, la cause la plus féconde en accidents, c'est le défaut de rapport convenable entre le volume de l'organe normal ou anormal, et l'espace au sein duquel il est destiné à évoluer.

Ces tumeurs, en effet, à quelque variété qu'elles appartiennent, ne peuvent donner lieu à aucun accident (pourvu, bien entendu, que les conditions ambiantes soient normales), tant qu'elles sont réduites aux dimensions habituelles de la dent. Pendant une certaine période, quelquefois, pendant un temps indéfini, elles restent incluses dans la mâchoire, et alors, surtout si elles trouvent assez d'espace pour n'exercer aucune compression autour d'elles, leur existence n'est même pas soupçonnée.

Quelques-unes, passant par toutes les phases de l'évolution dentaire, font irruption hors de la mâchoire. Dans ce cas même, tout peut se passer sans encombre, si l'arcade dentaire offre un emplacement suffisant. On a alors à la place de la dent normale un corps plus ou moins irrégulier et de structure particulière.

Quelques inconvénients peuvent bien à la rigueur résulter de la présence dans l'arcade dentaire d'une pareille production, surtout si elle est rugueuse; mais ils sont en tous cas limités aux parties molles, et bien insignifiants à côté de ceux dont nous allons parler.

Parfois en effet la tumeur, au lieu de rester dans les dimensions de la dent, s'accroît progressivement, et prend une exten-

(1) Obs. du mémoire cité de Forget, p. 5.

sion considérable dans les limites ordinaires du temps de la formation des tissus dentaires et arrive à constituer un corps d'un volume double, triple... de l'organe qu'elle représente, ou sur lequel elle s'est développée. Les conséquences en sont faciles à saisir. Celle qui paraît encore être la moins fâcheuse, s'observe pour les kystes ou pour les odontomes embryoplastiques (*ostéo-sarcôme de la mâchoire*, de Dupuytren). La tumeur en s'accroissant détermine une résorption graduelle du tissu osseux ambiant, sans ostéite, et finit par se creuser, dans la diaphyse osseuse, une cavité assez grande dont les parois excessivement ténues et faibles, ont perdu toute résistance.

C'est alors qu'en déprimant celles-ci on produit le bruit, *dit de parchemin* (Dupuytren). Peu à peu la tumeur, si elle n'est pas enlevée, arrive à détruire complètement sur un point le tissu osseux qui l'entoure et se fait jour au travers des parties molles.

Dans d'autres circonstances, la tumeur détermine une ostéite périphérique avec toutes ses conséquences. C'est dans les cas que le chirurgien a été quelquefois conduit à pratiquer l'ablation d'une partie du maxillaire, devenue le siége d'altérations profondes.

Les accidents du fait des odontômes portant spécialement sur la dent de sagesse inférieure, empruntent aux conditions anatomiques particulières de celles-ci, une gravité exceptionnelle.

Ils surviennent en effet dans un tissu osseux plus résistant que sur les autres points de la mâchoire, se laissant par conséquent moins facilement déprimer et partant plus sujet à altération.

En outre, lorsqu'ils ont franchi la zone du tissu osseux, ils trouvent dans cette région des organes d'une grande importance, et dont les lésions acquièrent promptement un caractère excessivement grave.

Anomalies par disposition.

Sous le terme assez impropre d'anomalie par disposition, M. Magitot a décrit des cas complexes, tels que la réunion de certaines dents entre elles, la division d'une dent, l'atrésie, l'augmentation de l'arcade dentaire.

Nous avons cru bien faire en rangeant les deux premiers cas à côté des anamalies de nombre. Quant aux deux suivants nous en avons parlé assez longuement à propos de l'insuffisance de place relative laissée à la dent de sagesse dans les diverses anomalies.

Nous comprendrions plutôt sous ce terme (anomalie par disposition) le cas où la dent de sagesse n'atteint pas ou dépasse son niveau normal dans la rangée dentaire.

Nous ne croyons pas qu'on ait observé des cas où la couronne de cette dent dépasserait en hauteur celle des molaires précédentes. Le cas inverse est très-fréquent; mais ses conséquences pathologiques sont peu graves heureusement. La dent étant comme arrêtée dans son ascension, la gencive peut être incomplètement traversée ; elle est généralement percée en un point qui correspond au centre de la couronne, de sorte qu'elle en recouvre encore les bords. Dans cette situation la muqueuse gingivale est tendue et tiraillée, ce qui devient une cause d'inflammation. En outre, entre elle et la couronne existent de petites cavités qui deviennent le réceptacle de débris organiques dont la présence expose la dent à l'invasion de la carie.

Anomalies de structure.

Les anomalies de structure ne nous présentent rien de bien intéressant pour notre sujet.

C'est qu'en effet les déviations de structure que certaines

influences diathésiques et ethnologiques ou autres, peuvent amener dans la constitution des tissus dentaires sont très-rares à la dent de sagesse inférieure.

D'ailleurs ces anomalies, (*taches*, *fêlures*, *anfractuosités*, *érosions*), n'auraient d'autres conséquences que de prédisposer à certaines maladies. Et ce n'est qu'à ce titre que nous les avons mentionnées.

Anomalies d'éruption.

La date moyenne de l'éruption de la dent de sagesse inférieure est, comme nous l'avons déjà vu, comprise entre 20 et 25 ans.

Comme on le voit, cette phase ultime de l'évolution dentaire s'accomplit dans des limites assez étendues (5 ans).

Elle peut encore s'effectuer anormalement en dehors de ces deux termes, et constituer alors une anomalie d'éruption tardive ou précoce.

Anomalies par éruption précoce. — Cette variété est excessivement rare. Toutes les observations d'accidents de dents de sagesse que nous avons pu recueillir dans les auteurs (et elles sont nombreuses), sont relatives à des sujets qui tous avaient atteint ou dépassé les limites normales de l'éruption.

On comprend toutefois la possibilité de ce fait, soit par une suractivité de nutrition locale, soit par d'autres causes. Examinons *à priori* quelles seraient les conséquences de cette anomalie.

D'après des recherches déjà anciennes, il est établi que l'arc du maxillaire se développe par son extrémité postérieure. Nous avons même déjà dit plus haut que les dents molaires ne se développent qu'au fur et à mesure qu'elles trouvent entre la dent précédente et la branche montante du maxillaire une place suffisante pour les loger.

Le maxillaire inférieur se développe donc dans ce sens jusqu'à l'éruption de la dent de sagesse, phénomène qui se trouve ainsi marquer la limite du développement de l'os.

Cette limite est atteinte de 20 à 25 ans.

Si donc une dent de sagesse vient à évoluer avant cette époque, elle peut trouver sur l'arcade dentaire une place insuffisante qui l'empêchera de sortir ou la fera dévier. Nous n'avons plus besoin d'indiquer tout ce qui pourrait en résulter de fâcheux.

Ces considérations sont purement théoriques, car nous n'avons pas d'observations pour les appuyer ; mais comme elles nous paraissent rationnelles et qu'il est bon d'attirer l'attention des observateurs sur la possibilité de ces faits, nous les avons crues dignes d'être consignées ici.

Anomalies par éruption tardive. — Celle-ci est très-fréquente, peut-être aussi fréquente que la règle. Combien de personnes qui ne voient apparaître leurs dents de sagesse inférieures qu'à 30, 40, 50 ans?

L'anomalie lorsqu'elle existe, est ordinairement bilatérale. Nous n'insistons pas sur cette variété qui est d'ailleurs fort connue et dont tous les auteurs qui ont parlé du système dentaire ont rapporté de nombreux et curieux exemples.

Nous devons toutefois relever un fausse interprétation de ce phénomène qui lui a été souvent attribuée.

Les dents faisant éruption à une époque très éloignée de celle qui est regardée comme normale ont été considérées comme des dents appartenant à une troisième dentition. On s'inquiétait peu de savoir si le système dentaire était complet; on le supposait tel, et l'apparition d'une dent à l'âge de 30 ans constituait ainsi un exemple de troisième dentition.

Toirac a parfaitement réfuté cette erreur ; ainsi que M. Magitot, il refuse d'admettre plus de deux dentitions, et considère comme un simple retard d'éruption les faits rapportés de troisième et quatrième dentition (Voir à ce sujet les leçons et observations recueillies à la clinique de M. Magitot par M. Th. David, in *Gazette des Hôpitaux* 1876, numéros des 21 et 23 mars).

Les conséquences de cette anomalie ne sont guère à redouter. C'est qu'en effet la dent qui fait éruption longtemps après l'époque normale est presque toujours atrophiée, circonstance heureuse, comme nous l'avons vu. D'autre part, il y a alors beaucoup de probabilités pour qu'une des molaires précédentes ait succombé à une altération pathologique, et dans ce cas, si c'est la deuxième qui a disparu, il reste en avant de la branche montante un espace plus que suffisant au développement de la troisième. Si, comme il arrive fréquemment, la première molaire fait défaut, la deuxième se dévie légèrement en avant, de sorte que l'espace laissé en arrière se trouve agrandi d'autant.

Ainsi par le fait de l'éruption tardive, se trouve écartée la source dominante de tous les accidents des dents de sagesse, à savoir l'insuffisance proportionnelle d'emplacement pour l'ostéide en voie d'évolution.

CHAPITRE IV.

Si, revenant sur nos pas, nous jetions un coup d'œil d'ensemble sur tous les accidents dont nous avons parlé dans le courant du chapitre précédent, nous pourrions peut-être arriver à les classer, les coordonner et formuler, malgré toutes leurs variétés, un traitement à peu près unique. C'est ce que nous allons essayer de faire.

A part les odontômes qui pourraient, dans le cas où leur volume deviendrait rapidement considérable, donner lieu à des accidents, alors qu'ils sont encore inclus dans la mâchoire, toutes les autres anomalies ne sont susceptibles de danger qu'au moment et par le fait de l'éruption. Ainsi se trouve être parfaitement justifiée l'expression d'*accidents de l'éruption de la dent de sagesse.*

Une première remarque que nous devons faire sur ces accidents, c'est qu'ils surviennent alors que la dent est parfaitement saine, indemne de toute altération *pathologique* dans sa couronne et dans sa racine. Par là ils se distinguent donc de ceux qui sont consécutifs aux lésions dont peut être affectée la dent après son évolution complète (carie, périostite alvéolo-dentaire).

Si nous insistons sur cette distinction, c'est que bon nombre de médecins et de chirurgiens se fondant sur ce que, comme nous l'avons vu plus haut (Chap. III), la dent de sagesse est quelquefois cariée à sa sortie de la gencive, attribuent toujours les accidents qui accompagnent l'éruption, à une lésion présumée de l'organe.

C'est là une erreur que nous tenons à relever. Quelquefois, il est vrai, à la suite d'un travail morbide voisin, la dent, baignant par exemple au milieu d'un foyer d'ostéite, finit par être atteinte de périostite. Mais ici encore la lésion dentaire est consécutive, et non primitive.

Le plus souvent, même dans le cas d'ostéite ambiante, la racine reste complètement saine. Comment expliquer ce fait? L'interprétation suivante nous paraît pouvoir en rendre compte : la racine dentaire revêtue de son périoste, et l'alvéole qui la contient, formée d'une mince lame de tissu compacte sont plus résistants que le tissu osseux circonvoisin qui se trouve à l'etat spongieux. De cette différence de résistance, il suit qu'une compression exercée par la racine se transmettra à ce tissu, sans que celle-ci ni son alvéole éprouvent une modification sensible. La modification sera tout entière ressentie par le tissu spongieux, dont les trabécules se laissent aisément dissocier. De là un changement dans sa nutrition et l'inflammation qui en résulte.

Tous les auteurs qui ont écrit sur la dent de sagesse inférieure ont donné une classification des accidents qu'elle peut produire. Nous ne les reproduirons pas ici. Il nous est facile, après l'étude que nous venons de faire, de grouper tous ces accidents d'une façon simple et pratique.

On peut les diviser en *accidents immédiats* et *médiats*.

Les derniers ne sont que le résultat de la propagation des premiers. Parlons d'abord de ceux-ci. Comme nous venons de le dire, c'est au moment de l'éruption qu'ils se produisent. Le mécanisme de leur production est toujours le même : compression ou irritation mécanique exercée par la couronne sur les tissus qui font obstacle à sa sortie de la mâchoire; compression exercée par les racines, de plus en plus volumineuses (la couronne étant vicieusement fixée) sur le tissu ambiant.

Les parties que rencontre la couronne sont des parties molles : gencives, joue, langue. Nous aurons donc, dans ce cas, une inflammation d'origine mécanique de ces parties.

Le tissu que rencontre la racine est du tissu osseux. Le premier accident immédiat sera donc, de la part de la racine, une ostéite périalvéolaire.

Pour caractériser d'un mot ces deux groupes, nous appellerons les premiers *accidents muqueux*, et les seconds *accidents osseux*.

Ce n'est pas que dans les premiers la muqueuse soit seule intéressée ; mais toutes les parties molles atteintes étant recouvertes de muqueuse, c'est par cette membrane que commence la lésion. Nous ne voulons pas faire ici l'histoire détaillée de ces deux groupes d'accidents, en les suivant dans toutes leurs variétés. Notre intention étant de faire un travail d'ensemble, nous craindrions de sortir du cadre de notre sujet et d'en augmenter démesurément les proportions.

Nous allons brièvement en exposer les principaux symptômes, leurs grands traits anatomiques et leurs conséquences de voisinage, qui constituent les *accidents médiats*. Puis, dans un petit aperçu, nous indiquerons à quelles anomalies chacun de nos deux groupes est le plus étroitement lié. Quelques mots sur le diagnostic et le traitement termineront ce chapitre.

Symptômes et lésions anatomiques.

1° *Accidents muqueux.* — Suivant la variété d'anomalie, ce que nous avons suffisamment déterminé plus haut, le point le plus souvent touché le premier est la gencive qui, devenue fibroïde, s'oppose au passage de la couronne ; puis la joue, la langue. Une inflammation d'abord tout à fait locale s'y développe ; pour peu intense qu'elle soit, elle se propage rapidement aux parties voisines, en même temps qu'une ulcération se produit à son lieu d'apparition. On a alors avec une ulcération soit de la gencive, soit de la langue, soit de la joue, une stomatite plus ou moins étendue, pouvant aller jusqu'au pharynx, et amener là une pharyngite, une amygdalite (*Observ.* de Toirac).

Ces accidents, qui ont pour point de départ la compression ou le contact de la couronne dentaire sur la muqueuse au siége de l'ulcération, sont susceptibles d'une terminaison variable. Si un traitement convenable est institué, l'inflammation peut se résoudre après n'avoir intéressé que la muqueuse.

Dans le cas contraire, les tissus sous-muqueux sont envahis, et alors on peut voir se développer une glossite, une inflammation profonde avec abcès de la joue ; une phlegmasie du périoste sous-jacent à la gencive, avec des abcès sous-périostiques, et ce qui vient encore compliquer la situation, une constriction permanente des mâchoires, par irritation des muscles élévateurs.

En même temps il existe ordinairement des engorgements ganglionnaires plus ou moins considérables.

Les symptômes de ces diverses lésions sont ceux de toute inflammation buccale aiguë : hypersécrétion de la salive (avec quelques globules de pus), fétidité de l'haleine, douleurs locales consistant en sensation de cuisson ; douleurs de voisinage vers l'angle de la mâchoire ou vers l'oreille, par compression nerveuse, probablement à la faveur des engorgements ganglionnaires.

Il faut bien distinguer ces douleurs d'origine inflammatoire, des douleurs névralgiques que nous verrons tout à l'heure, et dues à la compression osseuse d'un nerf.

Il est rare que ces lésions ne se terminent pas favorablement alors même qu'elles manquent de traitement. En tout cas, elles restent ordinairement limitées aux parties molles, où les désordres sont toujours moins graves que lorsqu'ils portent sur le squelette.

2o *Accidents osseux.* — D'après le mécanisme de leur formation que nous avons plus d'une fois indiqué dans le courant de notre travail, ils consistent de prime abord en une ostéite périalvéolaire produite sur le tissu spongieux qui entoure la racine. Cette ostéite peut se présenter sous plusieurs formes.

Elle peut d'abord affecter une marche lente, revêtir les caractères de l'ostéite condensante, ce qui donne lieu à la production sur le maxillaire d'une certaine quantité de substance osseuse faisant, à travers les parties molles, une saillie plus ou moins considérable. Ce qui résulte le plus souvent de cette forme d'ostéite, en dehors de la déformation qu'elle occasionne et des troubles qu'elle peut amener dans le fonctionnement du maxillaire, c'est une compresssion exercée sur le nerf dentaire inférieur, qui devient le siége de névralgies atroces, ne laissant aucun repos au malade.

Dans une autre variété, l'inflammation aboutit rapidement à la suppuration ; il se forme une mortification partielle qui retarde la guérison, longtemps encore après l'avulsion de la dent. L'ostéite suppurée s'accompagne d'une inflammation des parties molles environnantes, un phlegmon se développe et passe rapidement à la suppuration. L'abcès ouvert, tout semble guéri ; mais son ouverture persiste et, avec le stylet, il est souvent possible de constater la continuité d'un trajet fistuleux existant entre l'ouverture extérieure de l'abcès et le siége de l'ostéite.

Dans une autre série de faits, la collection purulente une fois vidée, la plaie se cicatrise et le malade paraît guéri ; mais, au bout d'un temps plus ou moins long, survient une nouvelle poussée aiguë, et si l'on n'intervient pas à temps, la seule terminaison de ces accidents est la production d'une fistule.

Le lieu d'élection de son ouverture est situé au niveau de

l'angle de la mâchoire; quelquefois elle peut s'ouvrir, soit sur la peau, soit dans la bouche, en un point assez éloigné de la lésion osseuse, par la formation d'une fusée purulente au moment de la collection du pus.

Les symptômes de ce groupe d'accidents se déduisent facilement de la description précédente.

Il faut noter toutefois, d'une façon spéciale que la contraction des mâchoires est assez fréquente à cause de l'inflammation du tissu osseux au point d'insertion des muscles élévateurs. C'est dans des cas analogues que l'on a observé des contractures permanentes et quelquefois la dégénérescence fibreuse de ces organes.

La gravité de ces lésions est plus ou moins grande. Elle est, en tout cas, relative à l'intensité et à l'étendue du phlegmon qu'elles amènent dans les parties molles périosseuses. On comprend en effet la différence qui existe entre un simple phlegmon de la joue et un phlegmon du cou, du pharynx.

Nous ne nous étendrons pas plus longtemps sur ces accidents. Nous renvoyons pour de plus amples détails, aux auteurs qui se sont occupés isolément de certains accidents de dent de sagesse et qui en ont rapporté des observations.

Pour ce qui concerne la liaison de chacun de ces deux groupes à tel ou tel genre d'anomalies, nous ne pouvons pas être d'une précision absolue; car il est certaines anomalies qui, suivant leur degré, produisent tantôt des accidents muqueux, tantôt des accidents osseux. Toutefois nous croyons que l'immense majorité des cas rentre dans l'exposé suivant :

Les *accidents muqueux* se rapportent aux anomalies par *déviation en dedans, en dehors;* aux anomalies de *structure* de *disposition*, de *forme*.

Les *accidents osseux* se rattachent plus particulièrement aux anomalies de *déviation en avant ;* aux anomalies de *siége*, de *nombre*, de *volume*, de *nutrition*.

Diagnostic.

On conçoit de quelle importance est le diagnostic étiologique de ces accidents ; c'est en définitive sur lui que repose le seul traitement efficace. Prenons l'exemple d'une tuméfaction osseuse avec ou sans suppuration. Si la cause est méconnue, on peut croire à une tumeur du maxillaire, et, dans la crainte qu'elle ne soit de mauvaise nature, on peut se laisser aller à réséquer une partie de l'os, opération à laquelle on a eu plus d'une fois recours dans des cas semblables, alors que l'avulsion de la dent eût fait disparaître tous ces symptômes. Dans quelques cas, ces phénomènes ont pu donner lieu à des méprises encore plus graves, et des chirurgiens éminents ont été amenés à réséquer l'angle du maxillaire, croyant à une lésion osseuse primitive de cette région.

L'élément important du diagnostic se tire de l'âge du malade. Cela est si vrai que, toutes les fois qu'une lésion de ce genre se présente chez un sujet dont l'âge sera compris dans les limites de l'éruption de la dent de sagesse, il faut songer à celle-ci ; presque toujours on tombera juste.

D'autres circonstances viennent mettre sur la voie du diagnostic. En premier lieu : l'examen du système dentaire, qui permettra de soupçonner l'anomalie de la dent ; en second lieu, la circonscription des accidents à la région de la dent de sagesse.

Traitement.

La distinction établie plus haut entre les accidents muqueux et osseux va nous être aussi d'une grande utilité, en parlant du traitement.

Les premiers sont justiciables de moyens simples et faciles, ne portant aucune atteinte à la dent elle-même, tandis que les autres exigent, pour guérir, l'avulsion de cet organe.

Dans les cas où l'inflammation a débuté par la gencive et s'y est localisée, la destruction de cette dernière, de manière à mettre la couronne complètement à nu, ne tarde pas à calmer les accidents. Lorsque ceux-ci portent sur la langue ou la joue, l'isolement du point irrité au moyen d'un petit gâteau de ouate et la destruction des fongosités qui le bordent ordinairement, suffisent la plupart du temps. Mais, si l'on se trouvait en présence d'une couronne anfractueuse, irrégulière ou par trop saillante (soit par le fait d'altérations pathologiques, soit par le fait d'anomalies de structure), force serait d'en venir à l'extraction.

Quoi qu'il en soit, lorsqu'il ne sera pas nécessaire de recourir à cette ressource ultime, voici quelle doit être la conduite du chirurgien.

Tantôt il devra exciser avec le bistouri et les ciseaux un large lambeau de gencive ; tantôt, lorsqu'il n'y a que quelques petits lambeaux à enlever, il pourra se servir d'un moyen à la fois simple et efficace emprunté à la pratique de M. Magitot, et qui consiste dans l'emploi de l'acide chromique pur à l'état solide. Tantôt enfin il aura, avec l'aide de ce même agent, soit à réprimer quelques fongosités, soit à cautériser légèrement ces ulcérations.

Finalement, l'extraction est indiquée toutes les fois que se produiront des accidents osseux, ou lorsque dans les accidents muqueux les moyens précédemment employés n'auront pas réussi. On conçoit que cette opération ne soit pas toujours facile, car on peut être appelé à la pratiquer à une époque où il y a constriction des mâchoires et inclusion de la dent.

On remédie au premier de ces inconvénients en endormant

le sujet et en lui ouvrant la bouche au moyen de la vis conique en bois. Pour le second, le traitement varie selon le degré de l'inclusion et réclame quelquefois des opérations plus sérieuses.

A part ces deux circonstances fâcheuses, on peut encore avoir affaire à des cas où il est impossible d'arriver directement sur la dent et de la saisir. C'est alors que pour se donner du jour, ou pour enlever l'obstacle contre lequel buttait en avant la dent de sagesse déviée dans ce sens, on extrait la deuxième molaire.

Ici deux éventualités peuvent se présenter : dans la première, les accidents cessent et le chirurgien n'a plus qu'à laisser la guérison s'effectuer d'elle-même ; ou bien les phénomènes morbides persistent, et même alors cette opération permet d'aborder directement la dent de sagesse dont le sacrifice serait désormais formellement indiqué.

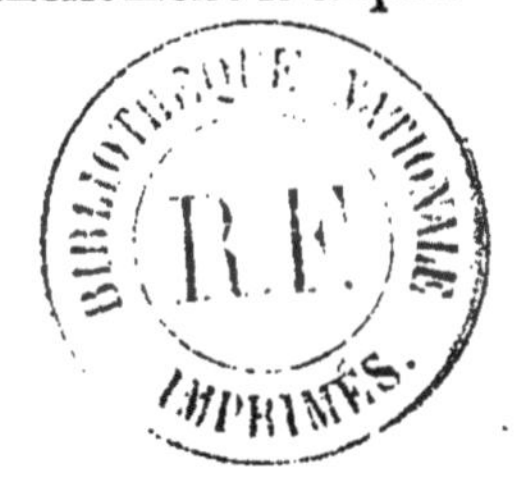

INDEX BIBLIOGRAPHIQUE.

Is. Geoffroy-Saint-Hilaire. Des anomalies de l'organisation, 1823. — E. Geoffroy-Saint-Hilaire. Système dentaire des mammifères et des oiseaux, 1824. — Meckel. Anatomie générale, 1825, t. III. Manuel d'a natomie pathologique; trad. franç., 1825, t. III. — Miel. Recherches sur la seconde dentition, Paris, 1826. — Fauchard. Le chirurgien-dentiste, Paris, 1786. — Oudet. Dict. en 30 vol. — Toirac. Les déviations de la dern. mol. et leurs accidents, Paris, 1826. — Goodsir. In Edimb. med. and. surg. journal, 1838. — Blandin. Anatomie du syst. dent. chez l'homme et les animaux, Paris, 1836. — Hunter. Traité des dents. Œuvres complètes; trad. franç. de Richelot, Paris, 1839, t. II.— De Blainville. Anomalies du système dentaire, 1838. — Humphrey. British journal of dental science. — Owen. Odontography, London, 1840-45, avec atlas. — Natalis Guillot. Recherches sur la genèse et l'évolution des dents et des mâchoires, in Ann. des sc. nat., 2e série t. IX, 1858. — Magitot. Etude sur le développement et la structure des dents humaines, thèse de Paris, 1855. — Robin et Magitot. In Journal de physiologie, 1860. -- Tomes. Traité de chirurgie dentaire, trad. Darin, Paris, 1859. — Forget. Des anomalies dentaires et de leur influence sur la production des maladies des os maxillaires, Paris, 1859. — Waldeyer. Untersuch. ueber die Entwicklung der Zähne : Abth. Konigsberg und Jahrbücher, IV. Bd. 1864. Bau und Entwicklung der Zahne in Stricher Handbuch der Lehre von der Geweben, Leipzig, 1871.— Kollmann. Entwicklung der milch und Ersatzzahne beim Mensehen. Zeitschrift für Wissenschafliche Zoologie, von Siebold und Kölliker, 20 Bd. 2 Heft, Leipzig, 1870. — Wedl. Pathologie der Zahne, 1870. Atlas zur Pathologie der Zahne, von Professor Heider und Prof. Wedl, Leipzig, 1868. — Kölliker. Eléments d'histologie humaine, trad. franç., 1869. — P. Broca. Traité des tumeurs, Paris, 1869. — Mummery. Transactions of odontological Society of Great Britain, 1870. — Magitot et Legros. In Journal d'anat et phys., 1873.

Paris. — A. Parent, imprimeur de la Faculté de Médecine, rue M.-le-Prince, 29-31.

www.ingramcontent.com/pod-product-compliance
Ingram Content Group UK Ltd.
Pitfield, Milton Keynes, MK11 3LW, UK
UKHW020415230726
13925UKWH00004B/1444